# 传承百年医案选

主编 王宗明 汪波

吉林科学技术出版社

**图书在版编目（CIP）数据**

传承百年医案选 / 王宗明，汪波主编. -- 长春：
吉林科学技术出版社，2023.10
ISBN 978-7-5744-0953-8

Ⅰ．①传… Ⅱ．①王… ②汪… Ⅲ．①医案—汇编—
中国 Ⅳ．①R249.1

中国国家版本馆 CIP 数据核字(2023)第 202970 号

# 传承百年医案选

| | |
|---|---|
| 主　　编 | 王宗明　汪　波 |
| 出版人 | 宛　霞 |
| 责任编辑 | 梁丽玲 |
| 封面设计 | 阴阳鱼文化传媒 |
| 制　　版 | 阴阳鱼文化传媒 |
| 幅面尺寸 | 185mm×260mm |
| 开　　本 | 16 |
| 字　　数 | 186 千字 |
| 印　　张 | 7.5 |
| 印　　数 | 1-1500 册 |
| 版　　次 | 2023年10月第1版 |
| 印　　次 | 2024年2月第1次印刷 |

出　　版　吉林科学技术出版社
发　　行　吉林科学技术出版社
地　　址　长春市福祉大路5788号
邮　　编　130118
发行部电话/传真　0431-81629529 81629530 81629531
　　　　　　　　　 81629532 81629533 81629534
储运部电话　0431-86059116
编辑部电话　0431-81629518
印　　刷　三河市嵩川印刷有限公司

书　　号　ISBN 978-7-5744-0953-8
定　　价　66.00元

# 前　言

中医医案起源很早，其萌芽可追溯到周代。据《周礼》记载，当时的医生已有关于疾病名称及治疗结果的记录；《左传》及先秦诸子著作中，也有散在的关于医家诊治疾病的记载。现今所见最早有实际内容的医案，为《史记·扁鹊仓公列传》中所载医案是淳于意的诊籍。尤其后者，被视为后世医案之滥觞。《千金要方》所载数案，主要是用以证明某方、某药的疗效。宋·许叔微的《伤寒九十论》，是我国现存最早的医案专著。医籍附案如钱乙《小儿药证直诀》卷中，载儿科医案 23则；如张子和《儒门事亲》，有医案约 200 余则；李东垣医案，散见于《脾胃论》、《兰室秘藏》二书；朱丹溪医案，流传较多，多以夹叙夹议的写法，阐明其滋阴降火的学术特点。医案发展至明代，据不完全统计，现存明代个人医案专著约有 30余种。较有代表性的如《石山医案》、《周慎斋医案》、《孙文垣医案》、《王肯堂医案》、《奇效医述》、《李中梓医案》等。明代出现了我国历史上第一部医案类书即《名医类案》。清代医家撰写的医案专著达 200 余种，足见当时医家书写医案已蔚然成风。传世医案较有影响的如《寓意草》、《印机草》、《静香楼医案》、《临证指南医案》、《吴鞠通医案》、《王氏医案》、《问斋医案》、《诊余集》等等。此外，清代还有许多合刊类医案问世，较著名者有《三家合刻医案》、《柳选四家医案》、《古今医案按》等。近现代医案如《经方实验录》、《宋元明清名医类案》、《全国名医验案类编》，均分类恰当，有一定实用价值。

总之，中医医案是中医诊治过程的浓缩，涵盖了从基础到临床各方面的知识，真实反映医家的临证过程。学习和研究医案，不仅能丰富和深化理论知识，而且可以提高临床诊疗水平，开阔视野，启迪思路。因此，医案对于从事中医临床、教学、科研工作者来说，当是必修之学。

书写医案和学习医案是中医教育中的重要环节，也是师承中不可或缺的环节。笔者有幸跟诊吴光炯全国名中医，目睹其对中西医结合诊治内科、儿科、妇科等疾病，尤其对胃肠道疾病的诊治有很好疗效。在治疗内科疾病如功能性胃肠病、代谢综合征、老年综合征和肿瘤根治术后的支持治疗上获得突破性的疗效；在儿科方面运用肺脾同治思想在小儿呼吸道感染的治疗上疗效显著；在妇科方面的经带胎产诸证、不孕症、多囊卵巢等也取得显著疗效。长期以来想编辑其医案，作为自己学习的宝典，同时也对广大中医爱好者有所裨益，但限于水平有限，一直未编辑成功。此次吴老于遵义市中医院建立吴光炯全国名中医传承工作室遵义工作站，在此东风下，我们组建团队，拟完成这一夙愿。在编撰过程中，笔者着重点在于师承，思考如何将师承工作做到位，因而思考吴光炯老师传承一脉，用医案为中心，研习其传承脉络，让读者可以一睹本门心法。在这一想法指导下，因而上溯吴老的老师王祖雄教授，王祖雄教授的老师南京名医张简斋先生，将他们的医案罗列于一部，可能有益于后学。

在编撰过程中，对于三代医家的医案介绍方面，张简斋先生的医案部分，以王祖雄教授著作《张简斋经验处方集》为蓝本，再参照其他医家对张简斋先生的研究，王祖雄教授发表的关于张简斋先生的文章，以上述材料为依据编撰。王祖雄教授医案部分选择已经发表的关于王祖雄教授教授学术思想中的医案，重点选取吴光炯老师《易水学派的继承者和创新者王祖雄》一文中的医案，以此材料为依据编撰。吴光炯老师医案部分重点选择《吴光炯经验传承集腋》中的医案、跟诊的医案记录和已发表的文章中附录的医案为材料编写。限于笔者水平，可能很多都不能理解到位，好在医案记录的是真实的内容，因而不妥之处，请读者自己理解并批评指正为谢。

# 目 录

# 第一篇　张简斋医案选读

## 张简斋先生治病经验简介

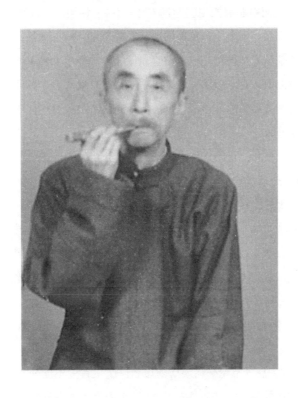

南京张简斋先生（1880—1950），祖籍安徽桐城，生于南京，家中三代行医。为近时国内已故名医之一，有"南张北施（施今墨）"之称。他谆谆告诫弟子要"救人于水火，解民于倒悬"，还自撰对联："不谏往者追来者，尽其当然听自然。"生前四十余载，行医南京、重庆等地，每日踵门求诊者，其数辄以百计。余早岁曾随先生侍诊凡两易寒暑，深感先生治病，确有其独到之处。1947年春，余于重庆行医时，曾将余早岁侍诊所得先生一部分临证处方，编印《南京名医张简斋经验处方集》出版，唯当时印数不多，不久即告售罄。多年以来仍不时承医界同道向余索问此书。余不揣冒昧，于教学工作之暇，回顾当年所学，整理了先生一部分治病经验，现在把它介绍如后。

善治"下虚受风"证（见医案部分，此处略）。

处方用药处处照顾到胃。

先生根据"人以胃气为本""六腑者所以化水谷而行津液者也""胃者水谷之海""得谷者昌、

失谷者亡"等经旨，主张胃以通和为贵（按此"通和"二字，是指在处方用药时，不使其有所滞塞之意）。盖胃气得到通和，则处方用药更能发挥作用，如外感方药更能助长其发散，内伤方药更能助长其调补。先生处方用药处处都要照顾到胃，主要体现在以下两个方面：

（1）常以二陈汤作为衬方使用：二陈汤本为一般化痰方剂，但先生对于本方的使用，并不局限于此。他在很多情况下，不论是治外感时病抑或内伤杂病时，除了方中用治外感或内伤的主要方药外，常以二陈汤（遇中满而呕恶者则用温胆汤）作为衬方使用，盖即取其通和胃气之意。其具体用法如下：①在外感病方面：用姜夏与黄芩同用，取其辛温开降以化热；用鲜橘皮与橘络同用，取其疏邪理气通络，用赤苓与赤芍同用，取其和营血以导热，轻用生甘草，取其调和诸药，而无甘以壅满之弊。②在内伤病方面：对一般阴虚者每用法夏，或京夏与麦冬各同用，避其温燥；会皮或陈皮每与桔白同用，取其理气而又能守；云苓每与茯神同用，取其甘淡性平，健脾胃而又安神，轻用水炙甘草，亦避其甘以壅满。

（2）对于几类药物的使用：根据先生多年来用药经验，认为大苦大寒之品如龙胆草、黄连、黄柏、芦荟等最易败胃，在一般情况下，不宜连续久用，且用量亦不宜过多，否则，将会造成苦寒败胃、纳谷不馨之弊。对于甘温补中之品如人参、党参、黄芪、白术、蜜炙甘草等，在先生使用时亦常配入少量辛香理气之品如木香等，或辛温祛风之品如羌、防等以作为监制。前者取其补而不致横中，乃仿归脾汤配木香之意；后者取其起到鼓荡作用，乃仿升阳益胃汤配羌活、独活、防风之意。对于某些补养阴血之品，为避其滋腻滞胃，亦往往仿照前人医案中配以化痰散桔之品以使用。如用熟地黄、阿胶珠均以海蛤粉进行拌炒。在复方中使用龙骨、牡蛎、鳖甲、龟板等介类药时，往往是把以上几种药物先煎去渣取汁代水煨药。而不与方中其他药物一同煎熬，以避免其过于滋腻的流弊。根据先生的说法，这叫做"取其药性而不取药汁"。

先生生前常教导门人说："不论任何疾病的患者，医生首先不能使其因服方药后而致胃纳有所呆滞，特别是对内伤病的调补，更应注意及此。"正因为先生在生前的处方用药中，特别重视这个问题，所以绝大多数患者，一经服用先生方药，无不首先得到胃气通和，纳谷日增，其所用药物，亦同时因此而更能发挥作用，疗效亦就更为显著。

# 第一章　下虚受风

## 第一节　男子下虚受风

陈左：43 岁。将息失宜，下虚受风，少阴、太阳同病。头部昏痛牵及后脑，肢体酸楚腰脊尤甚，寒热不扬，夜寐不适，食饮不香，脉虚浮尺部无力，舌淡苔薄白。治以和养疏化。

羌活 8 分，炒干地黄 3 钱，桑枝、寄生各 3 钱，防风 1 钱 2 分，细辛 5 分，姜半夏 3 钱，独活 1 钱 2 分，淡姜 8 分，茯苓、茯神各 2 钱，橘皮、橘络各 1 钱 2 分，生甘草 8 分。

患者经服上方 2 剂后，病即痊愈。

按：男子"下虚受风"证，先生认为本病系由房事不节，肾气骤有所虚，表卫不固，风寒之邪得以乘虚而袭引起。足少阴肾经与足太阳膀胱经相表里，表里同病，两经经脉之气违和，即可导致头作昏痛后脑尤甚、肢体疲软腰脊为甚、腿膝软而无力、寒热不摄、略有烦躁而寐少、口淡、脉悬浮（两尺无力）、舌淡苔白等证。上述诸证既不同于太阳伤寒、中风证，也不同于伤寒少阴病，而是属于一种足少阴与足太阳表里同病的外感证。在治疗上它既不能单纯地用麻黄汤、桂枝汤等辛温解表，也不能专门用附子汤、四逆汤等辛热温经，否则都有可能发生误汗伤正或引邪深入之弊。先生治疗此证，系采用和养疏化法，以和养肾气，疏解少阴、太阳风寒为治疗本证的原则。其基本方药有：羌活、独活、防风、桑枝、寄生、炒干地黄、细辛、淡姜、姜夏、茯苓、茯神、橘皮络、生甘草。以上方药，系从张洁古九味羌活汤化裁而来，其方义是：用炒干地黄和养肾气而不滋腻，用独活、细辛祛除足少阴肾经之风寒，用羌活、防风、桑枝、寄生、淡姜疏解足太阳表卫之邪及腰肢之游风，复佐二陈汤加用茯神、橘络和胃安神。根据个人当年侍诊时见闻所及，如审定是证，施用此方，往往用不数剂即病证霍然。

## 第二节　女子下虚受风

李右，40 岁。适值经行，起居不慎，下虚受风，肝任血气不和。心神不宁，头目昏眩，崩顶不舒，少腹隐疼，腰肢酸软无力，微有寒热，动则心悸，夜寐不适，脉虚弦不和，舌尖边红。治以和养疏化。

防风 1 钱 2 分，炒干地黄 3 钱，炒赤、白芍各 2 钱，蕲艾钱半，天麻 3 钱，当归 2 钱，桑枝、寄生各 3 钱，淡姜 8 分，首乌藤 3 钱，川芎 1 钱 2 分，白蒺藜（炒）2 钱，生草 8 分，生、熟枣仁各 3 钱，橘皮、橘络各 1 钱 2 分，茯苓、茯神各 2 钱。

患者经服上方 3 剂后，病即痊愈。因患者有动则心悸、夜寐不适等证，故又加上生、熟枣仁各 3 钱。

按：妇女"下虚受风"证，先生认为其病因主要是由妇女行经期间或产后不久，招受风寒之邪所致。盖女子以肝为先天，肝藏血，任主胞宫，妇女因产失血，肝、任二经血气骤呈不足，风寒之邪得以乘虚而袭，即可导致头目昏眩、巅顶不舒（有压痛感）、少腹隐隐作痛、腰肢痠楚、寒热不甚、虚烦少寐、脉虚弦、舌红等证。上述诸证，先生认为它既非单纯的感冒证，亦非一般的血虚证，而是属于一种肝、任血气不足，复感风寒，虚实夹杂的外感证。在治疗上它既不能单纯的发散，也不能专门去补虚，如偏在上述任何一面，同样也都可能发生误汗伤正或引邪深入之弊。根据先生多年来的治疗经验，对于此证，亦系施用"和养疏化法"，亦即和养肝、任血气，疏解肝、任风寒为其治疗原则，其基本方药为：防风、天麻、首乌藤、桑枝、寄生、白蒺藜、艾叶、淡姜、当归、川芎、炒干地黄、赤白芍、茯苓、茯神、橘皮络、生甘草。以上方药，系从王海藏妊娠六合汤化裁而来。其方义是用四物汤（熟地黄改用炒于地黄、芍药赤白同用）和养肝、任血气，加防风、天麻、首扁藤、桑枝、寄生、白蒺藜、艾叶、淡姜等药，既能和养肝、任血气，又能祛除其风寒之邪而不刚燥，复佐二陈汤加用茯苓、橘络和胃安神。根据个人当年侍诊所见，如审定是证，奏效亦颇迅速。

# 第二章 内科疾病

## 第一节 感冒类

### 一、疏化降逆法

荆芥穗1钱5分，炒枳壳1钱2分，甘草8分，金沸草1钱5分（包），橘皮1钱2分，　法夏3钱，细辛3分，前胡1钱2分，桔梗1钱2分，赤茯苓各2钱，淡姜8分。

注：此方宗活人书金沸草散加味，主治感冒风寒。

适应证：头痛恶寒发热，咳逆痰多，解表降逆化痰之法也。

方源：活人金沸草散《类证活人书·卷十七》。

组成：前胡90g，荆芥120g，半夏30g（净洗，姜汁浸），赤芍药60g，细辛30g，甘草（炙）30g，旋覆花90g。

用法：上药捣罗为沫。每服6g，水300mL，生姜5片，枣子1枚，同煎至180mL，去滓热服，未知再服。

主治：伤寒中脘有痰，令人壮热，头痛，项筋紧急，时发寒热。

按：活人书此方治风寒咳逆颇效，唯患者类皆脘闷纳减，故法中加桔梗、橘皮（宗叶民意），疏气开胃，去枣以免其滞，赤芍用在外感中，可常同赤苓使用，功能和营导热。

复按：张简斋医师处方，用药分量很轻，当时彼在渝市是第一块牌子的名医，诊务繁忙，每出一方，辄嘱患者连服三五剂，最少也得两剂以上，再来复诊。除特殊情况的紧急大病以外，很少有一日一诊，吾人若仿用张氏方，必须斟酌情况，增重分量，灵活应用可也。

### 二、疏化和中法

苏叶梗1钱2分，法夏3钱，甘草8分，杏仁2钱，茯苓3钱，前胡1钱2分，苦桔梗1钱3分，陈皮1钱5分，枳壳1钱2分，麦芽1钱，淡姜8分。

注：此宗《温病条辨》杏苏散加减，主治伤风。

适应证：头痛肢楚，咳嗽痰多脘闷，祛风化痰和中法也。

条辨杏苏散：苏叶，半夏，茯苓，前胡，苦桔梗，枳壳，甘草，生姜，大枣（去核）橘皮，杏仁。

按：《温病条辨》载此方治伤寒咳嗽甚验，法中以麦芽易大枣，则和中而不滞，与前法不同之点，仅在有无气逆之分。

复按：此方治普通感冒，属良剂，因专为上呼吸道感染而设的方，若系胃肠型感冒，恐有病重药轻之嫌。

# 第二节　风湿类

## 一、风胜疏化法

羌活8分，独活1钱2分，生薏仁4钱，法夏3钱，防风1钱2分，防己1钱2分，炒怀膝1钱5分，赤茯苓各2钱，炒茅术1钱5分，炒川柏1钱5分，陈皮1钱5分，生草8分，淡生姜5分。

注：此法宗《局方》羌活胜湿汤、丹溪三妙丸加减，兼治之法也。

局方羌活胜湿汤：羌活、独活、防风、甘草藁本、蔓荆子、川芎、丹溪三妙丸、苍术、黄柏、怀牛膝。

按：羌活胜湿汤治风湿袭于上，三妙丸治湿气袭于下，今以二方兼治上下，自甚凑效。但上下病症相衡，前者自有羌活、独活燥湿主品，藁蔓川芎，何妨删易姜类，而治上下仅赖三妙，尚嫌其力不足，防己薏仁，在所必加，配二陈者，辅助和胃也。

复按：此方能治急性风湿性关节炎痛和风湿热导致之关节炎，轻症有效，重症宜用桂枝加茯苓术附汤。

## 二、祛导湿热法

羌活8分，秦当归3钱，生草8分，炒防风1钱2分，赤猪苓各2钱，法夏3钱，煨葛根1钱5分，炒赤芍2钱，炒茵陈2钱4分，炒茅术1钱5分，炒建曲1钱5分，炒知母1钱5分，炒子芩1钱2分，会皮1钱5分，苦参1钱5分。

注：此法宗张元素当归拈痛汤加减，主治风湿热深蕴为病。

适应证：头作重痛，烧热畏风，肢体酸痛，小便不畅，祛风导湿解热之法也。

方源：当归拈痛汤《医学启源》卷下。

组成：羌活半两，防风3钱，升麻1钱，葛根2钱，白术1钱，苍术3钱，当归身3钱，人参2钱，甘草5钱，苦参（酒浸）2钱，黄芩1钱（炒），知母3钱（酒洗），茵陈5钱（酒炒），猪苓3钱，泽泻3钱。

按：张元素此方本治脚气疮疡，法中改治风湿热深蕴为病亦效，唯应在方中去升提之升麻，燥补之白术，合二陈以和胃，较为灵活。

复按：治风湿热原方之白术，如同茅术合用，既不燥补，亦能增加利水之效。

### 三、和血疏化法

羌活 8 分，秦当归 2 钱，生草 8 分，炒防风 1 钱 2 分，赤茯苓 2 钱，炒山栀子 1 钱 5 分，白芷 1 钱 5 分，橘皮 1 钱 5 分，炒蒺藜 2 钱 4 分，川芎 1 钱 2 分，桔梗 1 钱 2 分，淡姜各 5 分。

注：此方为张简斋医师经验方，主治风湿侵袭，血络不活。

适应证：周身肌肤生颗作痒，和血疏解风湿之法也。

复按：此方系局方治风散化裁而来，张氏本着"治风先治血，血行风自减"的意思推广其用，若治身肤湿热生疮，须去淡姜，灼加牛蒡子、连翘、丹皮、银花。

# 第三节　温病类

### 一、辛宣解表

荆芥穗 1 钱 5 分，连翘 2 钱 4 分，橘皮 1 钱 5 分，炒防风 1 钱 2 分，炒山栀子 1 钱 5 分，桔梗 1 钱 2 分，薄荷 8 分，炒枳壳 1 钱 2 分，生草 8 分，赤苓芍各 2 钱，浙贝母 3 钱。

注：此宗沈氏尊生荆芥连翘汤加减，主治风湿初起，内热外风合病。

适应证：烧热烦闷，头痛身楚，口渴咳嗽，乃宣风清热之法，于鞠通桑菊银翘二方大同小异。

沈氏荆芥连翘汤：

荆芥连翘汤〔耳脓〕荆芥、连翘、防风、当归、川芎、白芍、柴胡、黄芩、枳壳、山栀、白芷、桔梗各 7 分，甘草 5 分，食后，温服。此方专治耳内红肿如樱桃。

按：尊生此方，系治耳脓（中耳炎），故辛散不畏其燥，荆防柴芷同用，清解力不嫌大，栀翘黄芩兼施，复佐当归川芎白芍以和血。以此法改治风温初起，自当删去柴芷之辛燥，黄芩之苦寒，归芎之和血，易以贝橘轻化，赤苓导热，芍药用赤，方为妥帖。

复按：沈氏方与张氏方，不但能治中耳炎，并能治急性支气管炎，及皮肤热痱疮，经予施用，屡试不爽。

### 二、辛苦宣通法

炒香豉 2 钱 4 分，法半夏 3 钱，炒枳壳 1 钱 5 分，炒黑山栀 1 钱 5 分，薤白 1 钱 5 分，橘皮 1 钱 5 分，瓜蒌皮、瓜蒌仁各 2 钱 4 分，苦桔梗 1 钱 2 分，赤茯苓 2 钱，川朴 1 钱，杏仁、薏仁各 2 钱，白蔻仁 1 钱 2 分，飞滑石 3 钱（包）。

注：此法宗仲景栀子豉汤、瓜蒌薤白半夏汤、鞠通三仁汤合方加减，主治风湿文互侵为病。

适应证：烧热肢楚，脘阻烦懊，渴饮溲赤，大便不解，辛开苦降之法也。

仲景栀子豉汤：栀子、豆豉。

瓜蒌薤白半夏汤：瓜蒌、薤白、半夏、白酒。

鞠通三仁汤：杏仁、薏仁、白蔻仁、滑石、厚朴、半夏、淡竹叶、白通草。

按：仲景栀子豉汤，为温邪解表之剂，主治心中懊恼；瓜蒌薤白半夏汤，主治胸痹疼痛；鞠通三仁汤，乃治湿温之方，今以三方合并，治风湿温互侵为病，不难迎刃而解，唯白酒与湿温欠合，通草、竹叶，又不在病所，故在酌减之例。

复按：此法治伤寒湿温（肠伤寒又名肠热），初起一周之间，大热自汗，胸痞溲赤便秘有效，若发热无汗而便不结或自利者，慎用。

### 三、清疏解热法

煨葛根 1 钱 5 分，正连翘 2 钱，橘皮 1 钱 2 分，炒子芩 1 钱 2 分，天花粉 3 钱，桔梗 1 钱 2 分，炒豆卷 3 钱，法夏 3 钱，六一散 3 钱（包），炒山栀 1 钱 5 分，赤茯苓各 2 钱，酒军 2 钱 4 分（后下）。

注：此法系张医师经验方，主治温邪在表，渐次入里。

适应证：壮热无汗，烦渴欲饮，便结溲赤，清疏解热，兼以导腑之法，有类乎局方凉膈散、河间六一散之意。

河间六一散：滑石 6 两、甘草 1 两。

复按：温病三四日后高热。40℃以上，无汗，此方须去法夏，另加万氏牛黄清心丸分吞，始能防转热灼脑神经而发谵语之变，在临床上予有此经验。

### 四、清养解热法

秦艽 1 钱 5 分，真银胡 1 钱 5 分，细川斛 3 钱，煅鳖甲 3 钱，青蒿 1 钱 5 分，炒子芩 1 钱 2 分，地骨皮 1 钱 5 分，南沙参 1 钱 5 分，赤茯苓 2 钱，荷梗 3 寸（藕茎），益元散 3 钱（包）。

注：此方宗罗氏秦艽鳖甲散加减，主治阴虚伤热。

适应证：燥热肢楚，欲汗不出，口干舌赤，午后尤甚，清养寓疏解邪热之法也。

罗氏秦艽鳖甲散《卫生宝鉴》卷五

柴胡，鳖甲（去裙襕，酥炙，用九肋者），地骨皮各 30g，秦艽、当归、知母各 15g，益元散即六一散加辰砂。

按：此方《卫生宝鉴》本治骨蒸劳热，肌肉消瘦，舌红颧赤，气粗盗汗，纯属虚损之象，今用治阴虚伤热并病，故可酌加参苓芩荷及益元散之类，清养皆施，至劫燥之柴胡可易以银柴胡，而和血之当归，苦寒之知母、酸涩之乌梅，自当删除。

复按：据吴氏学说，温病多患体虚人，温病发热，银翘可用，张氏治法，原为染有肺结核者再感染温病而设。罗氏所云骨蒸劳热，即今之肺痨病也。

### 五、生津育阴法

南沙参 1 钱 5 分，山药、山萸肉各 2 钱，五味子 5 分，麦门冬 2 钱 4 分，赤苓神各 2 钱，水炙草 8 分，干生黄 4 钱，法夏 3 钱，杭白芍 2 钱，西洋参 1 钱，新会皮 1 钱 5 分。

煎法：另用鳖甲 3 钱，牡蛎 3 钱，龟板 3 钱，先煎去渣，取汁代水煨药。

注：此方宗验方参麦六味丸、千金参麦散加减，主治温病之后，阴为热耗，从事滋养。千金参麦散（俗作生脉散）张元素《医学启源》，人参，麦冬，五味子。

按：验方参麦六味丸，本治肺肾并亏，咳嗽气喘，一切阴虚劳热等症，千金参麦散，治热伤元气，气短倦怠，口渴汗出，法中合两方滋养温病之后，自无不合，唯参麦六味之丹泽，嫌其凉渗，而温病甫愈，腻补恐生枝节，所以虽仿鞠通三甲复脉汤之意，改以煎汁代水之法，再配二陈以和胃，则面面俱到矣。

复按：此法为温病恢复期体液消耗后的调养剂。张氏化裁甚善。

# 第三章　内科杂病

## 第一节　咳嗽类

### 一、辛宣疏化法

荆芥穗 1 钱 5 分，橘皮 1 钱 5 分，桔梗 1 钱 2 分，炒防风 1 钱 2 分，炒牛子 1 钱 8 分，　桑叶 1 钱 5 分，生草 8 分，炒射干 1 钱 2 分，炒僵蚕 1 钱 5 分，赤茯苓、赤芍各 2 钱，浙贝 3 钱。

注：此法宗金鉴荆芥牛蒡汤加减，主治风邪束肺。

适应证：喉痒咳呛，头痛畏风，宣肺疏解咳呛之法也。

金鉴荆防牛蒡汤：荆芥、防风、牛蒡子、陈皮、甘草、银花、连翘、天花粉、黄芩、柴胡、香附、皂角、蒲公英。

按：金鉴此方本治外吹乳，初作时有寒热者，法中改治风束咳嗽，故加射桔僵蚕宣肺祛风，浙贝苓芍佐以宣和，当不须银翘芩花之清凉，柴香皂蒲之散结矣。

又按：小儿麻疹将出，咳呛泣多，发热作烦，可用此法以宣透，唯药量减半。

复按：此治支气管炎，喉头炎及普通感冒之轻剂，如治小儿麻疹，酌加蝉衣、前胡、生麦芽为佳。

### 二、辛宣肃化法

炙麻黄 1 钱，炒射干 1 钱 2 分，橘皮 1 钱 5 分，光杏仁 2 钱，百部 1 钱 5 分，桔梗 1 钱 2 分，炙紫苑 1 钱 5 分，白前 1 钱 2 分，生草 8 分，款冬花 1 钱 5 分，赤苓芍各 2 钱，法夏 3 钱，细辛 4 分，淡姜 8 分。

注：此法宗金匮射干麻黄汤、局方二陈汤加减，主治风邪留肺日久不解。

适应证：咳嗽气急，成顿作呛，喉中间有痰声，古称顿咳，乃宣肃并治之法也。

金匮射干麻黄汤：射干、麻黄、紫苑、款冬花、半夏、细辛、五味子、生姜、大枣。

局方二陈汤：半夏、茯苓、陈皮、甘草。

按：金匮咳而上气，喉中水鸡声，射干麻黄汤主之，今再加二陈汤及杏、桔、部、前之类以宣涤，用治顿咳，自甚合拍，但邪留既久，甘敛之品，有所不当，故去大枣、五味。

复按：张氏此法，可治支气管性喘息，慢性气管炎，慢性支气管炎，支气管扩张，肺脓疡，肺气肿，小儿百日咳之气管分泌亢进者，老人慢性支气管病等均有效。

### 三、涤痰轻宣法

生蛤壳 4 钱（打碎），生苡仁 4 钱，橘皮 1 钱 5 分，海浮石 4 钱，法夏 3 钱，桔梗 1 钱 2 分，杏仁 3 钱，赤苓芍各 2 钱，生草 8 分，桑叶 1 钱 5 分，炒蚕 1 钱 5 分。

注：此法系张氏经验方。主治痰伏风为病。

适应证：咳嗽痰多如泡，脘胁不舒，涤痰复兼轻宣之法也。

复按：此法以杏桔二陈去湿排痰，海石蛤壳均含钙质，功能祛痰制泌，若表证解，而续投此方，可收良好效果。他如肺痨咳嗽，气管炎之分泌过多，均能治之。

### 四、泻肺化痰法

地骨皮 1 钱 2 分，地骨皮 1 钱 2 分，苦桔梗 1 钱 2 分，炒芩 1 钱 2 分，赤苓神各 2 钱，生草 8 分，天门冬各 2 钱，橘皮 1 钱 5 分，川浙贝各 1 钱 5 分，枇杷叶 2 钱（包）。

注：此法宗钱乙泻白散加减，主治肺热痰蕴。

适应证：喘咳痰多气臭，泻肺火化痰浊之法也。

钱乙泻白散：桑白皮、地骨皮、甘草、粳米。

按：钱乙此方专泻肺火，法中复加天芩橘桔苓神贝枇之类以清涤，即肺热痰蕴，亦无不治，粳米带有补性，用时审减。

又按：肺热咳喘甚者，金匮葶苈大枣泻肺汤加杏仁与本法同用。

葶苈大枣泻肺汤：葶苈子、大枣。

复按：张氏法与泻白散能治肺炎初期，气管炎，喘息气急者，泻肺汤主治喘息浮肿，咳逆上气，胸满气急者。

### 五、清养肃化法

南沙参 2 钱，赤苓芍各 2 钱，生甘草 8 分，法夏 2 钱，橘络 1 钱 5 分，炙紫苑 1 钱 5 分，寸冬 2 钱，桔梗 1 钱 2 分，川浙贝各 1 钱 5 分，炙枇杷叶 2 钱（包），干生地蛤粉 4 钱，拌炒 3 钱。

注：此法宗金匮麦门冬汤加减，主治肺胃两亏，肃降失司。

适应证：咳嗽气逆，咽干痰多，脉细舌光，神气不振，清养肺胃，肃降治咳之法也。

金匮麦门冬汤：麦门冬，半夏、人参、甘草、粳米。

按：金匮火逆上气，咽喉不利，止逆下气，麦门冬汤主之，法中加地黄滋肾，紫苑肃降，枇杷舒气，贝母化痰，自宜乎治阴虚咳逆痰多之症。唯久虚之体，骤然腻补，势不能受，故去甘腻之粳米，地黄以蛤粉拌炒，到虽补不滞，与法中之配二陈，其意相同。

复按：张氏清养肃化法，能治肺结核之咳嗽，喉头结核的初期，肺虚久咳，病后及虚弱人感冒性气管炎，支气管喘息，干咳无痰。咽喉干燥作痛，吱嗽困难，声音嘶哑者，南沙参川地配以泡参，他处当以明参配入为是。

### 六、温和平逆法

苏子梗各 1 钱 5 分，云茯苓 3 钱，炙甘草 8 分，秦当归 2 钱，炙桂木 1 钱 2 分，法夏 2 钱，炒白芍 2 钱，炒白术 2 钱 4 分，陈皮 1 钱 5 分，细辛 4 分，五味子 5 分，炙淡姜 8 分，上沉香 2 分，研沫和服。

注：此法宗金匮苓桂术甘汤、局方苏子降气汤、二陈汤加减，主治脾肾阳虚，水饮上泛。

适应证：咳喘痰多。

金匮苓桂术甘汤：茯苓、桂枝、白术、甘草。

局方苏子降气汤：苏子、当归、半夏、橘皮、前胡、厚朴、甘草、生姜、沉香。

按：仲景苓桂术甘汤，温和化饮，局方苏子降气汤，降气化痰，二陈汤化痰止嗽，今以三方合并，去前朴（伐气）复加装草之温，芍味之敛，乃至阳虚咳喘矣。

又按：下虚喘逆者，法中可加局方黑锡丹，七味都气丸之类，摄纳肾气。

局方黑锡丹：黑锡、硫磺、葫芦巴、破故纸、小茴香、沉香、木香、肉桂、附子、金铃子、豆蔻。

七味都气丸即六位地黄丸加五味子。

复按：温和平逆法能治神经性心脏病，慢性肋膜炎之积水，气逆，小便不利，神经性高血压，头晕目眩，心脏瓣膜病，慢性肾炎，心脏病之喘息和浮肿，又黑锡丹及都气丸二方，对心脏病喘息功能可靠。余临床经验，病人服后，较麻黄素片为优，至都气丸不若桂附八味丸有效，八味丸即六位地黄丸加肉桂附片，临用时可改丸剂为煎剂，奏效尤捷。

附现代名医方：陆清洁治哮喘方。

寒哮汤：麻黄 1 钱，细辛 1 钱，桂枝 1 钱，干姜 1 钱，甘草 1 钱，杏仁 5 钱，牙皂 1 钱。

# 第二节　脘腹痛类

### 一、和疏舒化法

广木香 8 分，法半夏 3 钱，橘皮络各 1 钱 2 分，炙苏梗 1 钱 5 分，赤白苓各 2 钱，炒香曲各 2 钱，川朴 8 分，炒枳壳 1 钱 5 分，须麦芽 2 钱，淡姜 8 分，生甘草 8 分。

注"此法宗三因四七汤、局方二陈汤加味，主治郁结痰滞。

适应证：脘次痛闷，胃纳不香，间有呕吐，和畅解郁，化痰舒中之法也。

三因四七汤：苏梗、厚朴、法夏、茯苓、姜枣。

局方二陈汤（见前）。

按陈言三因四七汤，乃开郁化痰之剂，法中配加木香行气，二陈汤及枳麦香曲之类，和中消滞，郁畅痰尽，脘痛自平。

复按：此治慢性神经性胃痛，并治消化性溃疡亦好，惜不能根治。

## 二、温和化气法

小茴香盐水炒 8 分，炙甘草 8 分，云茯苓 3 钱，秦当归 2 钱，炒白芍 2 钱，会皮 1 钱 5 分，炙桂木 1 钱 2 分，法夏 3 钱，巴戟天 2 钱，吴茱萸炒 8 分，炙淡姜 8 分，川楝子 2 钱，来复丹和服 5 分。

注：此法系张氏经验方，主治肾虚寒束。

适应证：少腹冷痛，得热稍平，温和下元除寒止痛之法也。

局方来复丹：硫磺、元精石、硝石、橘红、青皮、五灵脂。

按痛止理虚，常服杨氏还少丹。

杨氏还少丹：山茱萸、山药、茯苓、地黄、杜仲、牛膝、肉苁蓉、褚石、五味子、茴香、巴戟天、甘杞、远志、菖蒲、大枣。

复按：此法系治胃肠道的神经性疼痛与仲景小建中汤治虚寒腹痛略同。

附现代名医方：

**1. 裘吉生治脘痛方**　制香附 3 钱，九香虫 1 钱，瓦楞子 6 钱，甘松 1 钱 5 分，延胡索蜜炙 1 钱，降香末 1 钱，炒猬皮 3 钱，沉香曲 2 钱，左金丸 1 钱，甘蔗汁 1 杯，姜汁 10 滴。

（原注）主治肝胃气痛实证。

按裘氏此方，香附延胡索甘松香虫理气消滞，沉降二香顺气止痛，瓦楞消散痰积，猬皮理肠，姜汁温散，蔗汁补脾去湿，左金调理木土，统观多属竣厉之品，是故肝背气痛实证，用之方效。

**2. 陆渊雷治腹痛方**　大黄、芒硝、附子、桃仁、牡丹皮、败酱草、冬瓜仁、意苡仁、兼服六神丸，外敷余氏消炎止痛膏。

（原注）主治腹部剧痛，只能右卧，痛处在右腹角，压痛点，正当骼骨尖与脐间。按此即金匮大黄牡丹汤合薏苡附子败酱散也，原论用治肠痛，症状亦有少腹有肿之说，陆氏所指痛处，正当盲肠部位，盖古之所谓肠痛，今之盲肠炎也。

复按：陆氏方治急性阑尾炎初起尚未化脓而有便秘症状者，尚体壮实以去医院开最为好，恐炎症大而化脓速的病人，危险尤大，余云岫所制消炎膏，今市不复购得，若在热季改用冰淹法，冬季用热水袋温运亦佳。

# 第三节　泻痢类

## 一、解表和里法

羌活 8 分，云茯苓 3 钱，白扁豆衣 3 钱，炒防风 1 钱 2 分，甘草 8 分，法夏 3 钱，陈皮 1 钱 5

分，炒白蒺藜 2 钱，炒白芍 2 钱，淡生姜各 5 分，焦山楂曲各 2 钱。

注：此法宗草窗痛泻要方加减，主治表邪里滞。

适应证：腹痛泻下，头痛身楚，解表消滞和里之法也。

草窗痛泻要方：防风、陈皮、白芍、白术。

按：刘草窗此方，本治肝脾不和，而作痛泻，法中以扁藜易白术，复加羌活二姜辛散，数，二陈楂曲消滞，表症里泻，皆可治矣。

（又按）活人仓廪汤：党参、茯苓、甘草、前胡、桔梗、薄荷、陈米、羌活、独活、柴胡、枳壳、川芎、生姜。

复按：此法治胃肠型感冒，如表邪重，可再增柴胡桔梗苍术等，奏效较速，痛泻是肠炎的症状之一，如无表症（外感），迳用仲景葛根芩连汤加白芍广木香亦效。

## 二、风胜淡渗法

赤猪苓各 2 钱，会皮 1 钱 5 分，生草 8 分，炒建曲 1 钱 5 分，法夏 3 钱，炒防风 1 钱 2 分，炒赤芍 2 钱，淡生姜各 5 分，桂枝 1 钱 2 分，羌活 8 分，炒茅术 1 钱 5 分。

注：此法宗仲景五苓散加味，主治表邪里温，分析失司。

适应证：水泻频解，头痛发热，解表分利水湿之法也。

按：方书云治湿不利小便，非其治也。五苓散舍桂术外，余皆为分利之品，今法中以苍术易白术，复加羌防二陈，则解表分利和中，俱能胜任矣。

复按：此法治肾脏病或心脏瓣膜病之浮肿，小便不利，水样性下利，流行性感冒浮肿，胃扩张，胃下垂等胃中有阵水音者，五苓散加减各方同。

## 三、解表治利法

煨葛根 1 钱 5 分，鸡酥散 3 钱（包），炒竹茹 3 钱，法夏 3 钱，炒子芩 1 钱 2 分，赤苓芍各 2 钱，炒川连 4 分，橘皮 1 钱 5 分，炒枳壳 1 钱 5 分。

注：此法即仲景葛根芩连汤、河间鸡酥散、局方温胆汤合方也。主治外热里泻。适应证为下利发热烦渴，古称协热利，乃解热治利之法也。

仲景葛根芩连汤：葛根、黄芩、黄连、甘草。

局方温胆汤即二陈汤加枳壳竹茹。

河间鸡酥散即六一散加薄荷。

按：仲景葛根芩连汤，主治温邪身热口渴心烦下利之症，鸡酥散解热利尿，法中和以温胆汤，则寓意于和，庶苦寒之芩连，不致有折胃之弊端焉。

复按：此治急性肠炎之主剂，胃肠性热利甚效。予用时加健胃利尿之藿香梗，法半夏，陈皮，炒神曲，川朴，滑石，通草，每收解热助消化之效，但芩连为一剂主药，须重用始能见效。

## 四、芳香化浊法

广藿香1钱5分，云茯苓3钱，广陈皮1钱5分，法半夏2钱，苏桔梗各1钱2分，洗腹皮2钱，炒茅术1钱5分，川厚朴1钱，香白芷1钱5分，生甘草8分，淡生姜各5分。

注：此法即局方藿香正气散也，主治湿食阻滞，脾失健运。

适应证：便溏脘闷腹胀，芳香化滞之法也。

局方藿香正气散：藿香、大腹皮、苏梗、桔梗、甘草、陈皮、茯苓、白芷、白术、厚朴、法夏、生姜、大枣。

按：此方主要功用为芳香化浊，法中不用大枣，并以苍术易白术，似较灵活。

复按：此治胃肠型感冒，消化性热胃肠炎，与前解表和里法有轻重之分，彼为痛泻而设，此有发汗解热之效，亦有健胃整肠平呕止泻之功。

## 五、和导治痢法

炒白术1钱5分，广木香8分，炒小川连3分后入，甘草8分，炙川朴1钱2分，尖槟榔2钱，赤白芍炒各2钱，秦当归2钱，酒制军2钱后入，枳实1钱2分，上清水桂末和服3分。

注：此法宗洁古芍药汤加味，主治胃肠积滞，营血不和。

适应证：红白痢下，里急后重，腹痛坠胀，和营行气，消导积滞之法也。

洁古芍药汤：木香、当归、黄芩、黄连、大黄、肉桂、甘草、槟榔。

按：洁古芍药汤，系自仲景黄芩汤脱出，用治积滞红白痢下颇效，法中配加枳朴，则含有水气之意，临床实用，效验较著。

复按：张氏方法对细菌性痢疾有效，对阿米巴原虫痢即无功用，此系泻下消炎复合剂，有清肠消炎抑制细菌之功，若肠炎水泻症，则非所宜也。

## 六、温暖脾胃法

羌活8分，炒白术2钱，炒白芍2钱，炒防风2钱，补骨脂盐炒2钱，法半夏3钱，熟附子2钱，巴戟天2钱，广陈皮1钱5分，炙淡姜1钱，云茯苓3钱，炙甘草8分。

注：此法宗仲景四逆真武汤加减，主治肾虚脾泻。

适应证：腹痛泻下，时在黎明，面白神疲，温暖脾胃治泻之法也。

仲景四逆汤：附子、干姜、甘草。

仲景真武汤：白术、白芍、附子、茯苓、生姜。

按：仲景四逆真武汤，功能温暖脾肾，今再加破戟温补，羌防鼓荡，二陈和中，肾虚脾泻，端赖此方。

又按：病症重者，加瑞氏四神丸与法中，辅助温敛。

瑞氏四神丸：吴茱萸、五味子、肉蔻、破故纸、生姜、大枣。

复按：此治慢性肠炎，肠结核，下利，夜间至五更（黎明）时较甚者。查附方四神丸二胺，非瑞竹堂氏方，乃活人书方之四神丸也，编者误引，特此更正。

附现代名医方：陆渊雷治痢疾方

白头翁、黄连、赤芍、煨葛根、枳实、木香、黄芩、桔梗、当归。

原注：本方主治菌痢，全身症状重者，若有副症，另加副药。

按：此方系自仲景白头翁汤，葛根芩连汤，洁古芍药汤等方脱出，桔梗在陆氏有排脓之说用治菌痢，最为合拍。

# 第四节　眩晕类附头痛

## 一、疏和涤化法（附东垣半夏天麻白术汤）

羌活8分，生蛤壳4钱，橘皮络各2钱，炒防风1钱2分，赤茯神各2钱，生甘草8分，苦桔梗1钱2分，明天麻1钱5分，赤白芍各2钱，炒池菊2钱，法半夏3钱，桑寄生4钱，白蒺藜2钱4分。

注：此法系张氏经验方，主治胃之痰浊过盛，夹风为病。

适应证：头作痛晕，前额尤甚，脘次阻闷，疏风涤痰和胃之法也。

（又注）足太阴痰厥之头作痛晕，改用东垣半夏天麻白术汤，随症加减。

东垣半夏天麻白术汤：半夏、天麻、白术、人参、黄芪、橘皮、黄柏、干姜、茯苓、泽泻、麦芽、苍术、神曲。

按：张氏法中之生蛤壳不若改为生石决明为优，因为所治病症，乃胃弱而兼脑贫血者，或血压过高而头晕者均效。

## 二、和胃疏化法

炒防风1钱5分，首乌藤4钱，赤苓神各2钱，明天麻1钱5分，炒地黄4钱，新会皮1钱5分，炒池菊2钱4分，炒白芍2钱，生甘草8分，秦当归2钱，法半夏3钱，桑寄生4钱。

注：此法系张氏经验方，主治血虚肝风掉眩。

适应证：两目昏花，头作痛晕，连及颠顶，和肝养血疏风之法也。

复按：张氏所云"血虚肝风"实指"脑贫血"而言，方中首乌藤改用白蒺藜为妥。

附现代名医医方：

**1. 谭次仲治头痛方五则**

方一：苍耳子3钱，蔓荆子3钱，白芍3钱，辛夷3钱，防风3钱，炙甘草1钱半。

（原注）上煎作一次服，为发散剂，主头痛。

方二：石决明8钱，龙骨3钱，法夏3钱，磁石6钱，麦冬3钱，川连5分，牡蛎3钱，女贞子4钱。

（原注）上煎作一次服，为镇静剂。主头痛。

方三：丹参6钱，红花1钱，香附1钱5分，延胡索3钱，桃仁1钱，金铃子1钱，白芍3钱。

（原注）上煎作一次服，为活血剂，可与方二相间服用，于日久性头痛者，经验甚有效，盖中医习说，治风先治血，血行风自减，意者活血剂能使脑部之血流良好，故能收效。

方四：柴胡3钱，白术3钱，天麻3钱，当归3钱，炙草2钱，川芎2钱，白芍3钱，　云苓5钱，白芷1钱5分。

（原注）上煎作一次服，为强壮剂，主头痛，本方即时方逍遥散加入天麻、川芎、白芷，于头晕尤有效。

方五：吴茱萸3钱，生姜3钱，党参3钱，大枣3个。

原注：上煎作一次服，为兴奋剂，主头痛，即仲景吴茱萸汤，有苦味健胃之功，故兼治干呕吐涎沫也。

又注：以上各方，大概和平，无绝对偏寒偏热，凡头痛日久，均可试服。

**2．沈仲圭治头痛方一则**

归身、牛膝、天麻、白芍、池菊、白芷、生地、钩藤、藁本。

（原注）本方主治多年头痛，为滋水平木祛风之法也。

（又注）头痛为病之症状，非病名也，唯中医素来以症状为病名，其治法亦以缓解症状为要旨，故头痛一名词，随为古今医籍所沿用，头痛即为病状，故凡外感六淫之邪，内伤痰食气火，以及阴亏阳虚。皆为本病之原因，本方以四物汤（去川芎）养血，牛膝泻热，菊钩麻藁祛风，可谓标本兼筹矣。


# 第五节　中风类


## 一、祛风涤痰法

羌活1钱，白附子1钱5分，炙桂枝1钱2分，炒防风1钱2分，半夏3钱，天南星1钱5分，炒枳壳1钱5分，明天麻1钱5分，生草8分，炒池菊2钱4分，橘皮1钱2分，　赤茯苓各2钱，竹沥1两（冲服），生姜汁3滴，冲服，羚羊角尖磨3分，冲服。

注：此法宗沈氏资寿解语汤、局方温胆汤加减，主治风痰直中。

适应证：头身麻木不仁，发热舌强不语，祛风化痰宣痹之法也。

沈氏资寿解语汤：羌活、防风、天麻、桂枝、甘草、白附子、姜汁、竹沥、羚羊角、酸枣仁。

局方温胆汤（见前）。

按：尊生此方，系治风中心脾，舌强不语。古人云，无痰不成中，又中风者，多头目不清，是故法中再合温胆南星菊花之类也，酸枣仁酸甘阴，痰蕴窍痹之际，势宜删减。

复按：资寿解语汤系喻氏方，编者误为沈氏方，嘉言作医门法律，创此方以治风。中风现名脑溢血，又名脑出血，病起仓卒，症势危急，张法能治中风轻症见偏瘫麻木者有效，如脑与心脏血管同时发生变化之重症的中风，此方此法，皆无能为力。

### 二、补养治中法

炒干地黄 4 钱，五味子 5 分，炙远志 1 钱 5 分，炙山药萸各 1 钱 5 分，细川斛 3 钱，炒怀膝 1 钱 5 分，熟附子 1 钱 5 分，赤苓神各 3 钱，淡苁蓉 3 钱，麦门冬 2 钱，九节蒲 1 钱，巴戟天 2 钱，薄荷炭 8 分，清水桂 2 分，冲泡不服。

注：此法宗河间地黄饮子加减，主治肾虚心肝热甚之内中。

适应证：口噤身冷，四肢不收，古称瘖厥风痱，乃补养以治虚中之法也。

河间地黄饮子：地黄、山萸、附子、麦门冬、五味子、菖蒲、远志、茯苓、淡苁蓉、巴戟天、薄荷、生姜、大枣、肉桂、石斛。

按：河间地黄饮子，治虚中甚为符合，法中复加山药牛膝，滋养下行，不用生姜大枣，避其辛烈甘滞，加减之间，自较稳健焉。

又按：虚入中风，风热痰交病可施金匮侯氏黑散，祛风除热，补虚下痰，药量悉照原方。瘫痫之由于热着，用金匮风引汤，以热驱泄，以热坚寒，药量照原方约减 1/10。

金匮侯氏黑散：菊花 40 分，白术、防风各 10 分，桔梗 8 分，黄芩 5 分，细辛、干姜、人参、茯苓、当归、川芎、牡蛎、矾石、桂枝各 3 分。

金匮风引汤：大黄、干姜、龙骨各 4 两，甘草、牡蛎各 2 两，滑石、赤石脂、白石脂、紫石英、寒水石、石膏各 6 两。

复按：补养治中法"主治肾虚心肝热甚之内中"的"内"字，当系类字之误，地黄饮子是治肾脏气衰，阴阳两脱于下，以致厥逆肢废，瘖不成声。风引汤是治内热生风，气火上升之病，清热重镇，收摄浮阳。侯氏黑散是古人温散风寒之方，与小续命汤略同，非治中风方，亦非金匮原方，近贤张山雷辨之甚详，读者可以参考。

# 第六节　失眠类

### 一、疏和涤痰法

法夏 3 钱，炒竹茹 3 钱，炒柴胡 1 钱 5 分，炒茯神各 2 钱，炒枳壳 1 钱 2 分，炒白芍 2 钱，橘皮 1 钱 5 分，生甘草 8 分，九节蒲 1 钱，炙远志 1 钱 5 分。

此法宗局方温胆汤、仲景四逆散加减，主治肝胆不和，痰浊阻遏。

适应证：失眠烦呕，痞闷痰多，和肝胆涤痰浊之法也。

按：局方温胆汤，堪治不眠烦呕等症。法中又合四逆散疏和，菖蒲远志排痰，瘟寐自归其时矣。

复按：此法用于高血压头晕之失眠病，颇著功效，但须临睡前二小时服药，奏效大著。

## 二、养肝安眠法

生熟枣仁各 1 钱 5 分，炒栀子 1 钱 5 分，橘皮络各 1 钱 5 分，川芎 1 钱 2 分，法半夏 3 钱，水炙草 8 分，炒知母 1 钱 5 分，赤苓神各 2 钱，白芍 2 钱，桑寄生 4 钱，白蒺藜 2 钱。

注：此法宗金匮酸枣仁汤加味，主治肝虚痰热。

适应证：虚烦不得眠，间有蒸热盗汗，养肝阴除痰热之法也。

金匮酸枣仁汤：酸枣仁、茯苓、知母、川芎、甘草。

按：金匮虚虚不得眠，酸枣仁汤主之，法中复加白芍养肝，栀子清热，夏陈化痰，寄蒺疏和，肝虚疲热不眠，自属对症。

复按：张氏法与枣仁汤，皆治神经衰弱的失眠病，但必须多服为佳。

# 第七节　虚劳类

## 一、升清托化法

炙升麻 1 钱，麦门冬 2 钱，炙桂木 1 钱 2 分，炒白芍 2 钱，煅龟甲 3 钱，赤苓神各 2 钱，西洋参 2 钱，炙甘草 8 分，新会皮 1 钱 5 分，薄荷 3 钱。

复按：另用糯米 1 两小红枣三个去核，先煎去渣，取汁代水煨药。

注：此法宗金匮升麻鳖甲汤，小建中汤加减，主治真阴不足中阳不布。

适应证：四心常作蒸热，大便常溏，神气不振，养阴建中托化之法也。

金匮升麻鳖甲汤：升麻、鳖甲、甘草、当归、蜀椒、雄黄。

小建中汤：芍药、桂枝、甘草、生姜、大枣、饴糖。

按：金匮升麻鳖甲汤，本治阴阳毒病，去当归蜀椒雄黄，力能升托。小建中汤治虚劳腹痛，功能建中，法中合二方再加参麦养阴，苍陈和中，荷蒂升提，枣糯米同煎代水者，乃以中阳既失敷布，蒸运自失其常，恐不能受此甘腻之品耳。

东垣补中益气汤：黄芪、人参、白术、炙甘草、陈皮、升麻、柴胡、当归、姜枣。

复按：张氏所谓四心常作蒸热，是指两手心两足心发热之谓，此方与前方第九法（清养解热）互者，彼为阴虚而设，此为阳虚而作蒸热之方也。

## 二、和养托化法

潞党参 2 钱，炙桂木 1 钱 2 分，法半夏 3 钱，生黄芪 2 钱 4 分，五味子 5 分，新会皮 1 钱 5 分，炙甘草 1 钱，麦门冬 2 钱，赤苓神各 2 钱，煅牡蛎 4 钱。

注：此法宗东垣保元汤，千金参麦散加味，主治虚劳。

适应证：元气短似喘，虚汗蒸蒸，夜寐不适，和养真元托化之法也。

东垣保元汤：人参、黄芪、肉桂、甘草。

千金参麦散（见前）

按东垣保元汤金鉴称治男妇气虚之总方，千金参麦散，退蒸敛汗，法中二方并用，再加牡蛎滋养，二陈和胃，调理气中，尤称隐健。

（又按）若不气短，改用金匮桂枝龙骨牡蛎汤。

金匮桂枝龙骨牡蛎汤：桂枝、龙骨、牡蛎、甘草、白芍、生姜、大枣。

复按：气短似喘，乃心脏病引起肺郁血之症象，非肺结核之喘，此方治心病作喘当有效，如系肺痨，恐不易见功。

## 三、滋阴退热法

真柴胡 1 钱 5 分，细川斛 3 钱，嫩白薇 2 钱，煅鳖甲先煎 4 钱，赤苓神各 2 钱，青蒿 1 钱 5 分，南沙参 2 钱，炒白芍 2 钱，炒丹皮 1 钱 8 分，新会皮 1 钱 5 分，甘草 8 分。

注：此张氏经验方，主治阴虚劳疾。

适应证：日晡骨蒸潮热，口干舌燥无汗，滋阴中寓解退蒸热之法也。

复按：此清高鳖甲之变法，用于肺痨午后潮热，或夜间潮热盗汗均有效。

附现代名医方

**1. 施今墨治肺痨方**

冬虫夏草 1 两，海浮石 1 两，青黛 5 钱，南北沙参各 1 两，原皮人参 1 两，海蛤粉 1 两，白茅根 2 两，西瓜子仁 2 两，生龙骨 1 两，生牡蛎 1 两，仙鹤草 1 两，陈阿胶 1 两，炙款冬花 5 钱，大小蓟炭 1 两，炒枳壳 5 钱，薤白 1 两，云茯神 1 两，远志肉 1 两，炙紫苑 1 两，百合 1 两，半夏曲 1 两，广百部 5 钱，炙甘草 5 钱，苦桔梗 5 钱，共研末，炼蜜丸，梧子大，每早晚各服 3 次，白汤下。

按：此方系治肺病二期以前之症，如咳嗽痰红，夜寐不适，盗汗遗精，胃纳渐减等象。

**2. 张公让治肺病通用方**

辛椒逐饮汤：细辛 2 两至两许，胡椒 2 钱至 1 两，川椒 2 钱至 1 两，薤白 2 钱至 1 两，吴茱萸 1 钱至 1 两，干姜 2 钱至 5 钱，五味子 1～2 钱，生半夏 2 钱至 1 两。

（原注）此方治病人瘦弱，阳虚无热，痰多而稀薄，鼻涕长流，时时有畏寒感触者，唯阴虚者切忌。

**3．沈仲圭治虚劳方**

养脑固精丸：当归 3 钱，黄芪 3 钱，地黄 4 钱，于术 3 钱，茯神 3 钱，龙眼肉 3 钱，木香 1 钱，砂仁 5 分，山药 4 钱，桑螵蛸 3 钱，龙骨 4 钱，金铃子 3 钱，芡实 3 钱，龟板 3 钱，麦芽 3 钱。

（原注）此为肾亏于下，脑弱于上，久遗不已，脾胃虚弱之方。

（又注）本方系归脾汤、桑螵蛸散、水陆二仙丹去甘草菖蒲加熟地山药砂仁麦芽，归脾汤滋心阴，养脾阳，主治怔忡健忘（二症皆脑神经衰弱之现象）桑螵蛸散固肾气，滋心阴，主治溲数健忘（二症亦由脑神经衰弱所致），水陆二仙丹固精止遗，汇合三方，脑肾并补，但有参芪之补气，而无连柏以清火，遗精初起，阴虚火炽者，尚须慎投，若怔忡健忘不寐、溲数食减体倦者，或久遗肾阴亏损，阳亦渐衰者，再为合拍，凡患遗精者，其结果必至神经衰弱，上举之症，纷至沓来，其治法须养脑安神（如黄芪、归身、龙眼、枣仁、远志、茯神），滋肾固精（如龟板熟地龙骨螵蛸金铃芡实），健脾消食（如党参、白术、山药、砂仁、麦芽、木香），兼筹并顾，又而节劳以养神，寡欲以保精，节食以舒脾，厥疾方易全愈耳，（见考正丸散膏丹配制法）。

## 四、养阴健脾法

山药 3 两，生鸡金 1 两，制首乌 4 钱，干杞子 3 两，肥玉竹 1 两，金樱子 3 两，莲须 1 两，云茯苓 3 两，远志肉两半，春砂仁研沫半两，上药为末，以金樱枸杞之汁，加水泛丸，每服 2 钱，淡盐汤下，每日 3 次。

（原注）主治遗精久延，诸虚百损，食少便结，怔忡健忘。

（又注）心肾脾三经俱虚，则怔忡健忘（脑神经衰弱），肾虚则精道不固，脾虚则纳少运迟（胃肠消化不良），山药砂仁鸡金健脾以助消化，金楼子连须固精以止遗泻，远志茯神安神以治善忘，首乌枸杞玉竹皆滋养药中之上品，且首乌敛精气，玉竹疗茎寒，枸杞利大肠，此三药对本病，不仅补虚而已。

# 第四章 妇科类

## 第一节 经带类

### 一、疏和调经法

炒柴胡1钱5分，炒赤芍2钱，法夏3钱，秦归2钱，炒山栀1钱5分，炒芩1钱2分，川芎1钱2分，炒蒺藜2钱4分，赤苓神各2钱，橘皮络各1钱5分，生姜8分。

注：此法系张氏经验方，主治妇女肝虚郁热。

适应证：经事先期而至，行时胁肋不舒，间有蒸热，疏肝解郁调经之法也，有类丹溪逍遥散之意。

复按：神经性郁血，经行先后期不定，张氏以此法处置，甚为合理，此方与傅青主氏清经汤定经汤之功效相同。

### 二、温和调经法

炒柴胡1钱5分，炙香附1钱5分，炙苏梗1钱5分，秦归2钱，香泽兰1钱5分，川根朴8分，川芎1钱，炒山栀1钱5分，法夏3钱，炒赤芍2钱，白蒺藜2钱4分，赤白芍各2钱，新会皮1钱5分，生甘草8分。

注：此法以三因四七汤、局方二陈汤加味，主治妇女肝郁不畅，而致经闭。

适应证：经事延久不至，胁肋脘腹常胀，和畅疏肝行经之法也。

三因四七汤，局方二陈汤（见前）。

复按：月经闭止，原因多端，非四七汤二陈等合剂所能泛治，必须寻出原因，然后对症施治。

### 三、益气生血法

当归2钱，生熟酸枣仁各1钱5分，潞党参3钱，生黄芪3钱，炙远志肉1钱5分，法夏3钱，炙草1钱，炒干生地4钱，赤茯神各2钱，炒白芍2钱，新会皮1钱5分，熟广木香8分。

注：此法系张医师经验方，主治妇女气血两亏，而至停经。

适应证：经事不至而腹不痛，神气衰弱，益气生血行经之法也，有类乎养营归脾方。

复按：停经原因亦多，腹不痛而致停经，恐有肺结核或子宫前屈后屈品位等原因，必须了解病因，然后施治，方不致误。

### 四、温补托化法

羌活8分，陈皮1钱5分，炒白芍2钱，炒防风1钱2分，炙桂枝1钱2分，法夏3钱，生芪

2 钱 4 分，炙草 8 分，赤苓神各 2 钱，巴戟天 2 钱，桑寄生 4 钱。

注：此法系张氏经验方，主治妇人体质素虚寒湿凝痹。

适应证：白带甚多，腰腹酸胀，温补托化治带之法也。

复按：妇女体虚寒湿凝痹而白带多，须当诊断明确，按病治疗，单以白带一项来说，就有淋病、子宫炎等。

### 五、养阴疏导法

（见前血症类）。

注：此法亦治妇女阴虚湿热而致带多。

# 第二节　胎产

### 一、和胃疏中法

炒白术 2 钱，云苓 3 钱，广陈皮 1 钱 5 分，姜制夏 3 钱，桑寄生 4 钱，炒谷芽 2 钱，淡姜 5 分，甘草 8 分。

注：此法亦局方二陈汤加味，主治妇人胎阻。

适应证：怀身三月，脘次阻闷，呕吐纳少，其他无所苦，和胃畅中之法也。

局方二陈汤（见前）。

复按：妊娠恶阻，时时泛呕，身瘦纳少，甚至食入即吐出，几为妇人恶阻三四月共有现象，唯其轻重不同耳。四川中医对妊娠恶阻用半夏咸起戒心，而张氏治此病，方方有半夏，并释为"治上不犯中"，意即温胃止呕并补伤胎，又以："制用不犯下"的原则，每方必用姜半夏，病人连服数剂，病竟霍然。

### 二、轻平安胎法

荆芥穗 8 分，川贝母川芎 1 钱 5 分，川羌活 5 分，炒枳壳 6 分，艾叶 7 分，生黄芪 8 分，川厚朴 7 分，淡姜 5 分，当归 1 钱 5 分，白芍 1 钱 4 分，甘草 5 分，菟丝子 1 钱 5 分。

注：此法即验方保产无忧散也，主治妇女胎动。

适应证：怀孕数月，腰酸腹痛不安，欲作小产者，轻平和缓安胎之法也。

验方保产无忧散，按此方药剂分量虽轻，功效甚大，不论强弱老少皆宜。

复按：此方俗名十二大保，共有药品十二味也，江浙妇人怀孕在六月以上，每周自动配服一剂，直至分娩时止，可见此方深入民间，获得多数人的信服。

### 三、温养固摄法

秦归 2 钱，阿胶珠 2 钱，赤茯神 2 钱，川芎 1 钱，艾叶 1 钱 5 分，炙甘草 1 钱，炒白芍 2 钱，会皮 1 钱 5 分，黑姜炭 1 钱，干地黄 4 钱，法夏 3 钱，桑寄生 4 钱。

注：此法宗金匮胶艾汤加味，主治妇人血失固摄。

适应证：胎动流血，或产后淋漓，腰酸腹痛，温养固摄以止血之法也。

金匮胶艾汤：阿胶、艾叶、当归、川芎、地黄、白芍。

按此方补血温养，固摄下焦甚验，法中再加姜炭寄生温和，二陈汤和胃，奏效滞中之患矣。

复按：此方专用于诸种出血，流产前兆出血、胎动下血、产后出血、痔血、肠尿血、外伤出血，及继发性贫血等。

# 第五章　儿科类

## 第一节　急慢性惊风类

### 一、清养治惊法

水牛角 2 分，磨冲西洋参 1 钱，橘络 8 分，生地 2 钱，细川斛 1 钱 5 分，甘草 5 分，丹皮 1 钱 2 分，嫩白薇 1 钱 5 分，川贝 1 钱，白芍 1 钱 5 分，赤苓神各 2 钱。

注：此法宗千金水牛角地黄汤加味，主治小儿惊热。

适应证：壮热烦躁，角弓反张，两目迟钝，喉中间有痰声，清热养阴治惊之法也。

千金水牛角地黄汤：水牛角、地黄、白芍、丹皮。

按：血分热盛者，以此方最宜，法中再加洋参，斛薇橘贝诸品，清养涤痰兼施，惊热之症，间亦回生。

复按：此方治疗流行性脑脊髓膜炎甚好，又各种出血性热病亦佳。考白薇一物药肆混用，以白前为白薇，过去如是，现在还如是。拙著药业指南中早已辨正，但言者谆谆，听者渺渺，徒叹奈何。

### 二、祛风涤痰法

（见前中风类）。

注：此法亦治小儿风痰合病之惊风，用时药量照前减半。

### 三、温暖脾肾法

（见前泻痢类）。

注：此法治小儿慢脾泄泻，症势缓者，亦能全活，药量酌减。

## 第二节　疳积类（见前虚劳类）

注：此法可以治小儿真阴不足，中阳不布之疳热泄泻，纯属阴虚之象，而无泄泻，改用滋阴退热法（见前虚劳类），药量均减。

附现代名医方：胡光慈治急惊风方一则。

疏风清热饮：清水豆卷、桑叶、连翘、炒栀子皮、簿荷淡、黄芩、白僵蚕、钩藤、杭菊花。水煎汤剂服。

加减法：①痰盛加杏仁浙贝白前；②消化不良加神曲鸡内金炒枳壳；③大便闭加消宁丸元明粉之类；④尿短涩而赤者，加导赤散（竹叶，木通生地甘草）。

原注：此方用于急惊风发病期，此时外显壮热，脉象洪数，面红唇赤，涕泣俱无，头部剧痛，惊悸焦啼等症。

# 第二篇　王祖雄医案选读

## 王祖雄教授治病经验简介

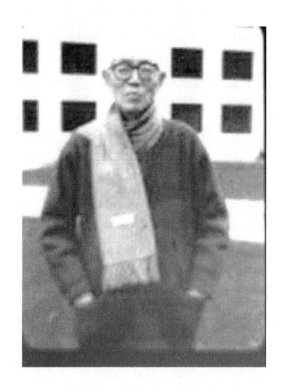

　　王祖雄（1918—），男，汉族，江苏省江阴人。师从于名医魏翔、张简斋，曾在贵阳中医学院工作，历任该院中医内科学、中医学基础、中医各家学说等教研室主任及中医系副主任、贵阳中医学院教授、中医系名誉主任等职。是全国第一批名老中医药专家学术经验继承工作指导老师。主要著作：《名医张简斋经验处方集》《中医经验处方精华》《内经选释》，发表论文30余篇。

　　学术观点：在张先生的影响下，王氏也学宗易水，强调脏腑标本虚实辨证，善用温补调理气血阴阳，治病求本；同时也从实际出发，法取各家，博采众方，主张临证遣方用药要平正通达，切合实用。王氏长于诊治内科、儿科、妇科疾病，对脾胃病研究尤深，见解独到，经验丰富。如认为脾胃病单纯的虚证或实证都很少，往往是虚实夹杂，寒热交错；其病机主要是"脾（胃）虚—气滞—湿阻"，而这三个环节是相互关联的；临证要详细观察病人饮食、大便、舌苔、脘腹饱胀四个指征的变化；治疗上健脾（胃）、理气、除湿相结合，虽有主次之分，却相辅相成。

王氏很重视临证思路与方法。临证强调识病辨证、谨守病机，审时度势、因势利导，缓缓图治、慎出奇兵，燮理阴阳、补偏救弊，用药轻灵、毋伤胃气，上下交损、先治其中，天人合一、治病法时等，颇有临床指导意义。

## 一、从脾（胃）虚—气滞—湿阻论治脾胃病

《内经》说："谨守病机，勿失气宜。"由此可见，对于疾病病机的把握是非常关键的，王氏受张简斋先生启发，学习到二陈汤作为衬方以通和胃气，疗效显著。在此启发下，进一步发掘古代文献和运用现代脾胃实质研究成果，对脾胃的生理、病理、病机和治疗提出新的见解，他指出脾胃病的病机是脾胃气虚、气滞、湿阻，这三个环节相互关联、相互影响。

脾胃病变最常见的主要证候是倦怠乏力、食欲差、进食少、呕吐、嗳气、脘腹饱胀或胀痛，大便不调，舌象改变等。所有这些证候都与脾胃气虚不纳、不化、不运有关。其中脘腹饱胀、胀闷、疼痛是气滞的表现。气滞则不通，不通则胀则痛。引起气滞的原因很多。胃肠本身就是多气的管腔器官，嗳气、矢气就是证明。胃肠道的积气由吞咽饮食以及胃肠道细菌作用下食物发酵产生，特别是胃肠道有病变时，产生的气体更多。脾胃气虚，枢纽不能运转，当升不升，当降不降，甚至升降反作；清气不升，在下而生泄泻；浊气不降，在上而生月真胀、呕吐、嗳气；气滞不通而作痛。故脾胃气虚本身就可导致气滞，其他如肝胆犯胃乘脾、饮食积滞、寒邪湿滞，均可导致或加重气滞。脾恶湿；诸湿肿满，皆属于脾；湿胜则濡泄。脾胃本身又是多水湿的器官，胃为水谷之海，津液之府，呕吐清水、水样便就是证明。脾胃气虚，胃不能腐熟水谷，脾不能运化水湿，行其津液，水湿停聚；脾胃气虚，清阳不升，浊阴不降，水湿与浊气相混而为湿浊，或从化为湿热、寒湿；脾为生痰之源，肺为贮痰之器。脾不运化，痰饮留于胃中，亦湿浊之类；舌苔为胃中浊气所化生，湿浊既盛，反映在舌上为苔厚腻。湿浊以脾胃为中心，又加重气滞，阻遏气机，以碍脾运胃纳。气滞湿阻相因为患，又加重脾胃疾病。王氏依据病机三要素诊治脾胃病，以此病机关键论治，收到较好疗效。如慢性萎缩性胃炎的诊治，该疾病每多胃酸缺乏，出现舌质红，少苔，若不按辨证，往往按胃阴虚论治，常用叶天士养胃汤（桑叶、北沙参、玉竹、麦冬、扁豆）加白芍、乌梅治疗，有的疗效不太好，但又不敢改用温补。王氏认为，此类疾病多见有胃脘隐痛、胀闷、纳呆等，反映脾胃气虚、气滞和（或）湿阻的主要证候特征，因而大胆以香砂六君子汤健脾胃、理气和（或）化湿，很切合病机。从他诊治的大量的病例说明，慢性萎缩性胃炎胃酸低不等于胃阴虚，温补脾胃远比养脾胃之阴疗效好。

## 二、察饮食、胀满、大便、舌苔的变化

王氏认为："诊治胃脘痛这类脾胃病，要重点审察饮食如何、胀满与否、大便干稀、苔腻不腻，再结合脉象、病史、疼痛性质和全身情况，才能分辨标本虚实。"临床所见，胃脘痛患者每多伴有这四个方面的证候变化，而且这四个方面的证候变化反应敏感、客观可靠，既是辨证论治的指征，也是判断疗效的标准。因此，王氏认为，胃脘痛有一组证候，疼痛只是标，故即使用药后疼痛控制了，但如果饮食未增加，进食则胀满，大便仍不调，舌苔未改变，疼痛缓解也是暂时的，很容

易复发，应继续调理。

## 三、疑难杂证缓缓图治

王氏认为，许多疑难病症，例如经西医确诊的慢性肝炎、慢性肾炎、慢性胃炎、贫血、癌症、乳腺增生等等，本身病程较长，或易反复，甚至很难康复，中、西药疗效均不很满意，病人体质都很差，又几经更医，中、西药迭进，攻补杂投，往往造成脏腑功能严重失调，气血亏虚，阴阳易倾难复，治疗不易立见效果。对于这类疑难病症，王氏主张缓缓图治，慎出奇兵。他指出：这类病人本虚为主，或本虚标实，常有至虚有盛候，大实有羸状的情形，辨证用药，差之毫厘，失之千里。这类病人愈病心切，每每要求医生把药下重点，甚至希望有什么妙药灵丹，药到病除，若见服药三五剂不效，易丧失信心。因此，医生要给病人耐心解释，以利配合治疗，还要胸有定见，方随证变，更要有方守方，缓缓图治，原则上补虚宜缓，祛邪务速。但要慎出奇兵，不要无把握地凭侥幸，以冀出奇制胜。古人说，用药如用兵，兵者凶器也，不得已而用之。如果不掌握这类病症的特殊性，欲速则必不达。其结果是"粗工凶凶，以为可攻，旧病未已，新病复起"。补之亦然。临床上每见到不少慢性疑难病症坚持治疗半年左右，服药近 100 剂后，不但患了十余年的病治愈，而且体质健旺，精神充沛。

## 四、内科杂病"十六字诀"

王氏将他治疗内科疾病的经验概括为"理法方药，辨证论治，平正通达，切合实用"十六个字，简称"十六字诀"。从字面上看，这十六个字平淡无奇，但要透彻分析，却有其深刻的内容。

从理论上讲理法方药的完整性并不难，但要与个体性很强的辨证论治结合起来，就不是那么容易了。准确的辨证，是提高中医治疗效果的关键。这句话原则上是正确的。但在王氏看来，能准确辨证本身就不容易，而能准确辨证是一回事，采用何种治法，选用方药正确又是一回事。

一个知识面窄，又缺乏经验的医生与一个知识广博、经验丰富的医生对同一个病人的治疗差距很大。古人说"标本不得，邪气不服；标本相得，邪气乃服"，这不仅是要求辨证准确，还要求治疗得当。

中医各家学术之争，各在自己研究的领域作出了卓越的贡献，但又往往把个别的相对真理当成普遍真理、绝对真理。王氏提出的"平正通达，切合实用"，正是他学承易水，法取各家的具体体现，既有具体问题具体分析的辨证法思想，又有"白猫黑猫，逮住老鼠就是好猫"的实用主义观点。他说："与搞理论研究不同，临床医生要平正通达，切合实用，当攻则攻，当补则补，当治脾则治脾，当治肾则治肾，只能汲取各家之长，不能囿于门户之见。"以上浅析了王氏治疗内科十六字诀的实际意义，这对于加深理解他的学术经验是十分重要的。

## 五、分步骤治病

王氏治疗疾病，常常强调要分步骤治疗，先后次序不能紊乱。如咳嗽，王氏发明止咳三步法。外感、内伤均可引起咳嗽，不及时治疗或治疗不当，每易反复发作；病程既久，逐渐发展为咳逆上气，本虚标实，缠绵难愈，多属于现代医学的"慢支炎""肺气肿""肺心病"，严重危害健康，甚至威胁生命。王氏强调，咳嗽并非小病，必须在发病早期积极治疗，不使损伤肺气。陈修园说："咳不止乎肺而亦不离乎肺。"故王氏认为治咳首先还是要从治肺入手，根据标本虚实，辨证论治，分别采用宣肺祛邪、肃肺化痰、敛肺止咳三步，可取得满意的效果。如痰饮病，就拟定一套治疗痰饮的序列方药，运用灵活，得心应手。王氏指出，痰饮的形成有一个较长的过程，痰饮形成过程中或形成后，自始至终与咳喘紧密相连。初则伤肺，次损脾胃，穷必及肾，上下交虚，肺不主气，肾不镇纳，中阳不运，于是，水湿停聚为痰为饮，留伏不去，缠绵难愈；痰饮为水湿之类阴邪，最易阻遏气机，损伤阳气；阳气益虚，阴邪益盛，又互为因果，形成另一种恶性循环。痰饮发展到严重阶段，肾阳虚衰，不能气化，则水气凌心，咳逆倚息，心下动悸，身振　动。所谓本虚，包括气虚、阴虚、阳虚，但其中阳虚不运、不化、不纳是最关键的。痰饮病人在春夏阳气主事，病情缓解期抓住治本，常用生脉散理肺，香砂六君子汤健脾，肾气丸补肾，苓桂术甘汤温化痰饮，根据具体情况，或分而治之，或合而治之。外感风寒，表邪尚在，以小青龙汤为主，合苓桂术甘汤或生脉散解表寒、化痰饮、扶正气。病人因外感引发痰饮，无表证者，则以苓桂术甘汤、苏子降气汤、三子养亲汤、瓜蒌薤白半夏汤、香砂六君子汤等温化痰饮，根据具体情况，或分而用之，或合而用之。

此外，王氏还注重年龄因素在疾病治疗的价值，如按青年、中年、老年论治功血病；年高胃强不可恃等，均体现了年龄因素。脾胃病慎用金石、贝壳、昆虫类药物，难服的药物，如乳香、没药、阿魏等，宜在饭后1小时左右服用等，均具有很好的借鉴价值。

# 第一章　外感时令病

## 第一节　春夏时病

### 一、春季急性扁桃体炎案

林某某，女，3岁，1994年2月18日初诊。主诉发热已3日，每日下午达40℃，并头痛咳嗽口干，咽喉不利，纳差便干，曾经铁五局医院诊为"急性扁桃体肿大Ⅲ度"，并经输液注射"青霉素"和"PV"，每日温降后旋即发热，现在仍见鼻流清涕，面色微红，扁桃体肿大Ⅱ～Ⅲ度，脉浮数，舌红苔黄。宜疏风清热解毒，利咽消肿。方用桑菊饮、银翘散合方化裁·银花10g，薄荷5g，桑叶、连翘、杏仁、桔梗、荆芥、牛蒡子、射干各6g，竹叶、甘草各3g，2剂煎水频服，日服4次。

二诊：服药后发热减退，余证均减，但食欲不振，脉弱舌红。拟保和丸加味：建曲、焦楂、陈皮、藿香、鸡内金各6g，茯苓10g，连翘、炒莱菔子各5g，砂仁、生甘草各3g，2剂。

三诊：服药后食欲好转，大便正常，扁桃体肿大已消，未见发热，脉舌已佳，仍以前方善后。

按：对于成人咽喉肿痛又有咳嗽者，王老常用桑菊饮加泻白散、白茅根、生地、玄参、天冬、怀牛膝治之。上述疾病虽然变化较快，仍属春令时病，王老宗"治上焦如羽，非轻不举"的原则，以桑菊饮作为主方治疗，并根据情况加减，及时处理。王老认为，立春以后，气候逐渐变暖，春天是风主令，主升发，风从热化，外感除见风热表证外，还可以引发鼻衄、鼻炎、风疹、头痛、眩晕等病证。根据季节特点，王老对外感风热不咳者，一般常用银翘散类；咳嗽为主或兼有咳嗽者，常用桑菊饮合止嗽散化裁，或桑菊饮加枇杷叶、前胡、全瓜蒌、大贝、牛蒡子等；兼咽病者用桑菊饮合玄麦甘桔汤加射干。春天由于外感引发的乳蛾（急性扁桃体炎），以发热较高而红肿疼痛为主症，儿童多见，仍属外感时病，常用桑菊饮、银翘散合方化裁加射干、牛蒡子、蝉蜕、马兜铃等治之。

### 二、春季支气管炎案

张某某，女，55岁，1994年3月10日初诊。主诉感冒咳嗽痰多已1月。夜间重，伴痰多黏稠，口干胸痛，每日下午低热（38℃），手心发热汗出，曾经某医院X线诊为"支气管炎"，经输液注射青霉素无效。脉浮数，舌红苔薄黄。证属痰热阻肺兼阴虚。用百合固金汤、泻白散合方去熟地加味：百合、生地、玄参、麦冬、百部各15g，白芍12g，贝母、桔梗、全瓜蒌、桑白皮、杏仁、地骨皮各9g，当归、甘草各6g，4剂。

二诊：药后咳嗽已减，痰已少，但仍有低热。仍以前方进治，4剂。

三诊：服药后已基本治愈，近日新增外邪，但咳嗽较轻，夜间不再咳嗽。再以扶正祛邪为治，方用止嗽散、生脉散、二陈汤合方，药后诸症皆愈，再以原方善后。

按：王老认为肺为娇脏，春天风热易伤肺津，一般生脉散可作为咳嗽的常用方加减，咳嗽兼痰，二陈汤可加入，如嫌陈皮太燥，可用橘络。对于慢性过敏性鼻炎这类反复难愈的病人，春天发作，王老一般用生脉散合桑菊饮加辛夷花、苍耳子等药治之，效果亦好。春天虚人外感不少，特别是老年人，王老对气虚者用补中益气汤、玉屏风散或人参败毒散化裁，阴虚者用加减葳蕤汤、生脉散化裁。王老认为春天虽为风主令，气候逐渐变暖，但它是从冬天而来，加之气候反复较大，忽冷忽热，因气候变冷导致的外感风寒，只要辨证准确，败毒散小青龙汤仍在所不忌。春天痰喘病（老慢支、肺气肿等）由气候引发，王老仍以苓桂术甘汤、二陈汤、三子养亲汤合方化裁，并据症适当加入紫菀、百部、桑白皮、黄芩等治之。

### 三、夏季急性腹泻案

王某某，女，58岁，1992年5月6日初诊。近日因受寒加之饮食不慎，致令腹泄一日数次，并见腹痛恶心呕吐，口渴不欲饮，苔腻脉濡，小便黄少。证属脾虚夹湿。方用藿香正气散、香砂六君子汤合方加减：藿香、白芷、桔梗、白术、法夏、陈皮、腹皮、建曲、泡参各9g，砂仁、木香、佩兰各6g，茯苓、茵陈各15g，生姜3片，3剂。

二诊：腹泄已止，纳食正常，仍有腹胀不适，以原方去茵陈、佩兰善后。

按：王老认为，气候进入夏季，特别是立夏以后，暑热渐盛，时令疾病又发生了变化，肺部疾患日见减少，由于暑湿的影响，消化道疾病诸如腹泻、呕吐纳呆、身热不扬等逐渐增多，但由于雨水较多，气候反而阴凉，寒湿较重，暑多夹湿，但其湿并非都是湿热，外感病可兼夹寒湿，而见恶寒身楚、纳呆泛恶、脘胀、便溏等症。过食生冷引起腹泄、脘痛、恶心、呕吐等症，多用藿香正气散为主方加减进退，一般常加佩兰、苡仁、蔻仁、鸡内金、焦三仙等药，有时也可用香砂六君子汤类化裁，偏湿热者用三仁汤或藿朴夏苓汤加栀子、茵陈、黄芩等治之。

### 四、夏季沙门氏菌感染案

叶某某，男，60岁，1993年7月23日初诊。每日下午发热已20余天，温度在38℃左右，并有头痛、四肢困倦、全身酸软不适、纳差口腻、便溏、牙龈肿痛等症，西医诊断为"沙门氏菌感染"已1周，经输液服药无效。舌红苔黄腻，脉濡。证属湿热阻遏，治以化湿清热。方用三仁汤、泻白散合方加减：蔻仁、竹叶、甘草各6g，生苡仁、杏仁、滑石各20g，法夏、桑白皮、地骨皮、藿香、佩兰各9g，3剂。

二诊：服药后热退，仍感四肢发热，倦怠乏力，口干欲饮，纳食尚可，二便正常，但舌苔已退。再以健脾祛湿清热法，方用藿朴夏苓汤加味：藿香、厚朴、杏仁、法夏、泽泻、连翘各9g，苡仁20g，茯苓、猪苓、扁豆各15g，蔻仁、砂仁、甘草各6g，4剂。

三诊：药后证减，低烧未再发生，唯倦怠未已，脉弱。再从脾虚湿阻论治，方用香砂六君子汤、平胃散合方加山药、扁豆、焦三仙、鸡内金、佩兰、藿香，连服以善后，后以上方 2 剂以巩固疗效。

按：夏季的发热时令病多为发热缠绵，经久不退，或身热不扬，汗出而热不退，王老认为多是湿热（湿温）为患，这类病并不少见，不管西医是否确诊为沙门氏菌感染、伤寒之类，均用三仁汤、蒿芩温胆汤化裁，这同春季发热治法大不一样，因湿缠绵，热退较慢，应善于守方为宜。在治疗后期，因正气损伤，又需加用扶正之品。

# 第二节　秋冬时病

## 一、秋季急性气管炎案

杨某某，女，22 岁，住铝镁设计院，1992 年 10 月 7 日初诊。近 2 日因感受外邪，致令鼻寒，咳嗽，咽喉不利，气喘痰黏，口干。脉浮，舌淡红苔薄白，从凉燥论治，方用杏苏散、止嗽散合方加味。杏仁 9g，苏叶 9g，陈皮 9g，茯苓 15g，枳壳 6g，桔梗 9g，荆芥 9g，紫菀 15g，百部 15g，百前 9g，前胡 9g，射干 9g，牛蒡子 9g，苏子 9g，厚朴 6g，生姜 3 片，甘草 6g，4 剂。

再诊时咳嗽气喘均减，再以原方连服 4 剂，诸证皆愈。

按：王老认为，温燥在贵州虽然少见，但也不是没有，要据证而辨，如果属温燥的，即可用桑杏汤等方，如病人舌苔不黄，舌质润泽，千万不可过用凉药，但也可用百合固金汤、清燥救肺汤等。

## 二、秋季间质性肺炎案

张某，女，28 岁，省某医院药剂师。初诊日期：1999 年 9 月 18 日。咳嗽已数月，西医诊断为"间质性肺炎"，经抗生素及中药治疗均无效。现症为咳嗽（呛咳），胸闷痰黏，有时痰中带血，手足汗出，舌淡红苔黄。脉虚，证属肺阴虚痰热阻滞，则温燥外邪所致。治宜养肺阴清痰热止咳嗽，方用百合固金汤加减：生地 15g，麦冬 15g，百合 15g，川贝 6g，当归 6g，白芍 12g，桔梗 6g，桑白皮 9g，炒地榆 9g，白芨 9g，枇杷叶 9g，甘草 6g，3 剂。

二诊：9 月 23 日，痰中带血已止，咳嗽胸闷未已，仍从养肺阴化痰浊开胸为治，用前方去地榆、白芨加全瓜蒌 9g，枳壳 6g，3 剂。

三诊：9 月 27 日，服药后咳嗽胸闷已减，仍用原方再进 5 剂，诸症皆愈，未再服药。

王老认为秋天从处暑到白露，有老慢支、肺气肿的痰喘宿疾者，如咳喘发作，其用药又可不受此限，可以用苓桂术甘汤合二陈汤为主方，气喘重者加苏子降气汤，痰多加三子养亲汤，寒重者必要时也可用小青龙汤，痰喘病在"白露"后，要加温阳健脾化痰药。总之，要宗张仲景"病痰饮者，当以温药和之"和东垣"治痰不治脾胃，非其治也"的道理。

王老认为：痰饮病看到舌红少苔或无苔，不能就认为是无痰，里面还是有痰的，舌苔反映在舌上，无苔是因为阳气不能推动以致肺气被遏而痰阻于中。舌苔不厚不等于无痰，舌红无苔但有津是一种有痰的假象，但舌苔花剥则当另别论，可在温化痰饮药中加养肺阴药，但要因人因地制宜。

王老对秋令时病有一些配对药，如咳嗽配伍药为紫菀配冬花（温润），百部配桑白皮、地骨皮（凉润），也可在上述药中加入前胡（温润）、枇杷叶（凉润）。化痰配对药是陈皮配大贝，用陈皮还要看燥不燥，燥可用桔络，或用川贝配瓜蒌。咽痛配对药为牛蒡子配射干，也可加入玄麦甘桔汤。

对于秋令时病，王老强调要从处暑到白露这一段时间变化特点来遣方用药，对于西南地区的贵州来讲，王老认为由于雨水较多，秋老虎不多，即气候并不太热，故贵阳地区温燥少见，凉燥多见。对秋季外感咳嗽气喘之类，根据气候特点，王老多用吴鞠通的杏苏散合止嗽散加减，如外感疾病全身症状较重又兼有肺家疾患的，用九味羌活汤去细辛加杏苏散、二陈汤之类，或荆防败毒散。霜降后气候变冷，即用小青龙汤及麻桂之类。

### 三、冬季咳喘案

梁某某，女，38 岁。在本市中东办事处工作，住慈安巷 38 号。1994 年元月 12 日初诊。素有咳喘宿疾已数年，入冬后由外感引起咳嗽加剧已 1 月，现症咳嗽喘急夜间尤甚，遇寒更甚，口不干，痰量多，呈泡沫头痰，头痛胸闷，心中欲呕，纳食一般，大便溏，小便量少，面色白且略浮肿，精神困倦。脉象沉细，舌淡红苔薄润。证属咳喘寒痰阻肺，治宜温肺化痰止喘，方用小青龙汤、苓桂术甘汤、苏子降气汤合方加减：炙麻黄 6g，桂枝 9g，白芍 12g，五味子 6g，法夏 9g，干姜 9g，细辛 6g，陈皮 6g，茯苓 15g，白术 9g，苏子 9g，厚朴 6g，前胡 9g，当归 6g，葶苈子 5g，甘草 6g，2 剂。

二诊：1994 年元月 14 日，喘已好转，仍喉中如水鸣声，再以前方加三子养亲汤：白芥子 6g，炒莱菔子 6g，4 剂。

三诊：1994 年元月 21 日，痰已减少，仍气急口干，脉舌如前，再以温肺化饮，方用苓桂术甘汤、小青龙汤、二陈汤、三子养亲汤加麦冬化裁：茯苓 15g，桂枝 9g，白术 9g，炙麻黄 9g，白芍 12g，干姜 6g，细辛 3g，陈皮 9g，法夏 9g，苏子 9g，白芥子 6g，炒莱菔子子 6g，五味子 6g，麦冬 15g，甘草 6g，4 剂。

四诊：喘已不明显，仍咳嗽但痰减少，喉中仍有哮鸣，再以苏子降气汤、二陈汤、三子养亲汤合方加减：苏子 9g，厚朴 9g，前胡 9g，法夏 9g，陈皮 9g，干姜 9g，当归 6g，桂枝 9g，茯苓 15g，白芥子 6g，炒莱菔子 6g，桑白皮 9g，杏仁 9g，紫菀 15g，甘草 3g，4 剂。

五诊：1994 年 2 月 2 日，服药后症情减轻，痰已明显减少，夜间偶有咳喘，但能入睡，脉舌亦可，仍以前方加生脉散，加入麦冬 15g，五味子 6g，泡参 9g，连服 5 剂以巩固疗效。服完后咳喘平息，未再服药。

王老认为，这类病人冬天发作，均有痰饮病宿疾，宜用温化痰饮治法。此病多为老年人或体虚之人，平素肺脾肾阳气均虚，往往有畏寒怕冷表现，故这类病人冬天更需宗"病痰饮者，当以温药和之"之理，并宜守方治疗，苓桂术甘汤是常用方，即便是舌苔黄腻，只要苔不干而滑润有津者，也宜用之，不可用寒凉药，无苔或少苔也可能是一种假象，仍应宗温化痰饮治法，即使是阴虚，最多加用生脉散之类。王老上述见解及用药方法，代表了他在冬季治病的独特经验。

王老认为，立冬以后，根据季节特点，外感病多为外感风寒，这时呼吸道疾病明显增多，贵州冬季虽说不是很冷，但总属寒湿偏盛，有时由于气候忽冷忽热，寒湿也可热化，虚实兼夹情况甚为复杂。王老对冬季外感风寒多以麻黄汤、桂枝汤加味，如兼咳嗽较重者以上方加止嗽散、冬花等化裁，咽痛声哑以上方加前胡、射干、木蝴蝶、千张纸等。冬季虽然气候较冷，但也有燥邪为患，如气候突然变热，或因天寒烤火吃火锅等所致，王老常用桑杏汤合增液汤治之。又有营卫不调而致发热恶风，常用桂枝汤、小柴胡汤、温胆汤化裁。对上述病人包括兼夹湿热或寒湿化热（寒包火）等。王老认为应慎用寒凉，最多在上述方药中加石膏等，对气阴两虚的外感，王老常用人参败毒散合生脉散加玉竹、生地等，气阴两固，扶正驱邪。

对于素有咳嗽气喘痰饮宿疾的老慢支、肺心病者，王老的治疗用方很有特点，并有许多独到见解，认为病人冬季易发，要彻底根治不可能，但也可以做到尽量不发，应注意预防。对这类病的治疗，王老常用辛散外寒，温化痰饮的小青龙汤为主方，加苓桂术甘汤合二陈汤，如喘重者常加苏子降气汤、三子养亲汤、葶苈大枣泻肺汤等，咳嗽明显者常加紫菀、冬花、杏仁、桑白皮等。对于姜、夏、辛、味等药必不可少，如有外寒内热，则加石膏。一般在喘已明显减轻后，或有气阴两虚者，加生脉散以益肺，上述配方较有规律性，而且疗效较好，这是王老冬季治疗这类病证的独特经验。

# 第三节　温病

## 湿热发热

湿热发烧叶某某，男，60岁，贵阳工具厂退休工人。

主诉：低烧20余天。

现病史：20多天前先感到头昏、乏力、不思饮食，继则微恶寒，午后潮热，在厂医务室查体温38℃左右，按"感冒"治疗（用药不详），低烧不退，又在某医院查血象：白细胞$4.1 \times 10^9$/L，中性70%，淋巴29%，诊为"沙感"，用"氨苄青霉素""氟哌酸"治疗1周，低烧时退时进，并见咳嗽、胸闷。遂于1993年7月23日来本院门诊求中医治疗。症见头昏重痛，微恶寒，午后潮热，汗少，手脚心热，咳嗽痰多，咳痰不爽，胸闷，不思饮食，精神倦怠，尿黄少，大便稍干，脉细弱，舌淡红，苔黄腻。

辨证分析：气阴两虚体质，又嗜烟酒，内生湿热；复感于盛夏暑湿之邪，暑伤气液，湿与热合，阻遏气机，阳气不宣，郁而发低热。

诊断：湿热病（湿热阻遏气机）。

治法：化湿、清肺胃。

方药：三仁汤合泻白散加藿香、佩兰。3剂煎服。忌油腻、生冷饮食。

1993年7月28日复诊：服药3剂后低烧渐退，咳嗽、胸闷减轻，舌苔转白腻，脘腹胀，不思饮食。辨证为湿阻气机，脾虚不运，改用藿朴夏苓汤加扁豆、砂仁、连翘、石菖蒲芳化醒脾为治。

1993年8月4日三诊：服药3剂，低烧不再发，惟仍感倦怠乏力，脘腹胀气，不思食，脉弱，舌淡红，苔白略腻。辨证为湿邪未尽，脾胃已虚，从健脾理气化湿论治，方用香砂六君汤合平胃散加山药、扁豆、焦三仙、鸡内金、藿香、大腹皮。

〔评析〕时值盛夏，暑气主事；热蒸湿动，故暑必夹湿；患者素有内湿，内外相合，阻遏气机。初诊用三仁汤后，舌苔转白腻，是湿胜于热，并显示脾胃本虚。改用藿朴夏苓汤后，湿去而低热退，显露脾胃虚弱的征象，遂用香砂六君汤、平胃散合方加味治其本。方随证变，丝丝入扣。

# 第二章　内科病

## 第一节　口唇疾病

**慢性唇炎**

郭××，男，48 岁。患者平素喜食辛辣香燥之品，自 1979 年初患唇炎，初起下唇红肿高突，随后溃烂流水，继之结成干痂，焦燥干裂，灼热难忍，伴有口干不欲饮，腹胀纳呆、少气懒言，四肢倦怠无力，尿黄便秘等症。患者曾求治于首都某医院和我省某医院，诊为"慢性唇炎"，虽经中西医多次治疗但均无显效。遂于 1982 年了月 17 日来贵阳中医学院一附院门诊找老中医干祖雄诊治，此后每逢星期六复诊，治疗期间未服其他药物（中西药），经过月余即渐痊愈。患者求诊时，下唇红肿高突，部分焦裂，且有干痂，自觉下唇灼热，口干不欲饮，五心烦热，腹胀纳呆，神倦乏力，少气懒言，大便干燥难下，小便黄赤，舌质红、苔稍黄腻，脉数右弦。证：属脾胃气阳两虚兼夹湿热（脾湿胃热），治：先拟滋养胃阴，润肠通便兼以芳香化浊。方药：大黄 6g，枳实 6g，厚朴 6g，麻仁 9g，杏仁 10g，白芍 12g，霍香 9g，天冬 15g，麦冬 9g，石斛 9g，生地 15g，玉竹 9g，佩兰 9g，白蜜（自加一匙）6 剂。

7 月 24 日二诊，服上药后口唇已不溃烂，大便通畅，但仍少气懒言、四肢倦怠。舌红苔薄白、脉数，原方加入君子汤兼益脾气。6 剂。

7 月 30 日三诊，诸症悉减，仍守原方，6 剂。

8 月 7 日四诊，几天前，下唇肿起，但未破溃，两日后自行消失，大便仍有些干燥，口渴不欲饮，腹胀纳呆，舌淡红，脉稍数。

据患者自述：此次下唇虽肿未破，此为三年来第一次，感到高兴，要求继续服药，仍以原方加减治疗。玉竹 9g，石斛 9g，生地 15g，麦冬 15g，天冬 15g，麻仁 9g，白芍 12g，白术 9g，山药 10g，泽泻 9g，茵陈 12g，枳实 6g，厚朴 6g，茯苓 12g，郁杏仁 9g，苍术 6g，玄参 12g，知母 5g，甘草 3g，瓜蒌仁 9g，6 剂。

8 月 14 日五诊，下唇湿润，一周内仅有两天稍感灼热，大便已恢复正常，舌淡苔根稍黄腻，脉细数。药用益胃汤，玉女煎，异功散方加减。沙参 9g，麦冬 15g，生地 15g，玉竹 9g，白术 9g，茯苓 10g，甘草 5g，陈皮 9g，知母 5g，牛膝 4g，石膏 15g，茵陈 12g，霍香 9g，黄柏 5g，佩兰 9g，服 6 剂后，诸症消除，基本痊愈。

按：《素问·六节藏象论篇》说："`脾之合肉也，其荣唇也。""脾胃，仓凛之本，……其华在唇四白，其充在肌。"王老认为此病虽表现在唇，但其本在脾胃，患者平素喜食辛辣香燥之品，以致耗伤脾胃之阴气。胃火（虚火）上炎；且脾胃功能受损，不能健运水湿，故湿滞中焦、郁久化热，湿热熏蒸缠绵，故症见红肿灼热高突，破溃流水，随后结成干痂，如此反复，病延三年之久。综上所述，王老认为本病属脾胃气阴两虚，兼夹湿热（脾湿胃热）在治疗上，因患者初起脾阴不足既不能为胃行其津液，又不能濡润肠道，加之胃热灼伤阴津，致使大便干结难下，故选用了后汉张仲景《伤寒论》中的麻子仁丸加味，以滋养胃阴，润肠通便，继后又侧重于健脾益气、滋补脾胃之阴，药用四君、二冬、玉竹、石斛、生地等，同时方中用有藿香、佩兰、枳实、厚朴等芳香理气之品以标本兼顾。最后，方中又用了石膏、知母等药，这是宗唐容川关于"宜补脾阴者，虽石膏、知母，反能开胃"之说而处方应用的。本案虽属顽固之证，但因王老辨证准确，用药恰当，故治疗不久而病获痊愈。

# 第二节　肺系疾病

## 一、止嗽三步法

外感、内伤均可引起咳嗽，不及时治疗或治疗不当，每易反复发作；病程既久，逐渐发展为咳逆上气，本虚标实，缠绵难愈，多属于现代医学的"慢支炎""肺气肿""肺心病"，严重危害健康，甚至威胁生命。王氏强调，咳嗽并非小病，必须在发病早期积极治疗，不使损伤肺气。陈修园说："咳不止乎肺而亦不离乎肺。"故王氏认为治咳首先还是要从治肺入手，根据标本虚实，辨证论治，分别采用宣肺、肃肺、敛肺三步曲，可取得满意的效果，现简要分析总结于后。

第一步：宣肺祛邪止咳法

此法适用于外感初期的咳嗽，或素有咳嗽宿疾复因外感急性发作，表邪尚在者，先以祛表邪为主，邪去则正安。常见为风寒、风热、风燥三个证型。风寒外束，肺气不宣，可选用麻黄汤、三拗汤解表宣肺；若素有痰饮水气宿疾，新感风寒咳嗽发作者，选用小青龙汤较好。外感风热咳嗽，选用桑菊饮加味，必要时与银翘散合用，以辛凉解表宣肺止咳。风燥当分温燥、凉燥。温燥用桑杏汤，凉燥选杏苏散，注意高寒地区凉燥多而温燥少。另外，王氏的经验认为程钟龄《医学心悟》止嗽散一方，为祛邪宣肺轻剂，加减得法，寒温皆可用，止咳效果很好。上述各种类型之外感咳嗽较重者，均可在相应的解表祛邪中合用止嗽散；若表邪解而未尽，以咳嗽为主者，可单独用之。

翁某某，女，61岁，住贵阳市枣山路5号。素有咳喘宿疾，西医诊断为慢支炎，轻度肺气肿。近因外感后加重，咳嗽喘促，恶寒发热，体温38.7℃，查周围血象：白细胞$9×10^9$/L，中性78％。胸片提示"慢支炎并感染"，经中、西药治疗后体温已正常，血象不高，但咳嗽未能控制，遂于1993年3月24日来门诊求治。症见微恶寒热，口渴喜饮，大便干燥，已三日未解，手心热，脉细数，舌质黯红，苔薄黄。辨证为肺阴虚，外感风热，肺热不宣，拟养阴清热，解表宣肺，方用桑菊饮、止嗽散、生脉散去五味子加贝母。服 3 剂后表邪解而咳嗽也随之减轻，继用生脉、止嗽散合方加大贝母、枇杷叶、全瓜蒌，连进 5 剂而咳嗽平。

### 第二步：肃肺化痰止咳法

肺主一身之气，肺气有升有降，即既有向上向外宣发的一面，又有向下向内肃降的一面。邪气犯肺，使肺气壅遏，不得宣发，也不能肃降。故王氏认为，当宣肺祛邪仍不能止咳时，就应宣肃并用，使宣发和肃降相辅相成，以顺应肺气之升降，可提高疗效，增强止咳效果。常用的肃肺之品为枇杷叶、杏仁、全瓜蒌、旋覆花等。

王氏说：痰与咳嗽互为因果，咳嗽每多有痰，痰阻遏肺气又可加重咳嗽，故前人说"咳逆上气，多是痰湿"，特别对痰饮宿疾，力主温药和之。化痰除湿的常用方为苓桂术甘汤、二陈汤、苏子降气汤、三子养亲汤等。

郭某某，男，58 岁，退休工人，住贵阳市南岳路 17 号。因外感咳嗽 4 月余，痰多，伴恶心，时有呃逆，胸闷，脉弦滑，舌苔黄，于 1992 年 7 月 17 日来诊。详阅病历所记方药，宣肺化痰止咳剂均用过，效果不佳，根据脉证，辨为痰气交阻，肺胃失于和降，治以肃肺化痰，和胃理气，方用二陈汤、四七汤、平胃散合方加全瓜蒌、枇杷叶、紫菀、冬花、前胡、杏仁，3 剂后证减，连服 9 剂咳止。

### 第三步：敛肺止咳法

王氏指出："治疗咳嗽，宣散与收敛时或并用，起到相反相成的作用。特别是病人久咳不已，反复发作，多伤正气；况久服辛散宣肺之剂，走泄正气，故不收敛肺气，则咳嗽必不能止。"仲景制小青龙汤，是治咳嗽上气的名方，方中五味子与姜、辛配伍；其真武汤证条下加减法又云"若咳者，加五味子半升，细辛 1 两，干姜 1 两"，都是宣散收敛相结合的止咳法。据王氏的经验，凡久咳不已，无表邪、郁热、痰火者，均可在主方中酌加敛肺之品，如五味子、煨诃子、罂粟壳，选用一两味，可增强止咳效果。

吕某，女，25 岁，重庆某大学教师。6 个多月前因外感后，恶寒发热，咳痰，在医务室按急性支气管炎用抗生素（具体用药不详）治疗后，又服中成药，感冒似愈，但咳嗽未止，曾在重庆市某中医院就诊，服中药数帖也未见效。趁返家过春节，于 1993 年 1 月 29 日由其母亲偕同来请王氏诊治。症见咳嗽，痰黏而黄，喉中痒则咳，微恶寒，手凉，时有胸闷，脉弦，舌红苔少，辨证属肺之气阴两虚，寒邪痰浊郁肺，治以益气养阴，散寒宣肺化痰，方用生脉散、止嗽散、二陈汤加干姜、细辛、麻绒、煨诃子连服 6 剂后，咳嗽明显减轻，后用生脉散、香砂六君子汤、二陈汤合方调整而愈。因假期已到，前来向王氏道别而得以随访。

止咳三步法即宣肺、肃肺、敛肺，是王氏从前人丰富的医疗经验中总结提炼出来的，并经他长期临床实践检验，是行之有效的。他指出：宣、肃、敛三步法，特别是敛肺法，一般都不单独使用；每根据辨证，配合在主方中；宣、肃、敛三步法可以分步使用，也可以合并使用；敛肺之品每多酸涩，故前人强调有外邪未尽，或属痰火郁热者，不可轻用。据王氏的经验，若用于敛肺止咳，除痰多不可用罂粟壳外，其余如五味子、诃子、冬花等，只要辨证准确，配伍得宜，完全可以使用。

## 二、序贯疗法治痰饮

张某某，男，60岁，中学教师，咳嗽20余年，心悸气促3年，确诊为"慢支炎、肺气肿""轻度肺心病"。目前因外感急性发作，经某医院输给抗生素治疗后，发烧退，惟咳喘不已，心悸气促，活动则加剧，不能平卧，背心冷，于1992年8月5日来求诊治。患者神疲倦乏，稍见浮肿，口唇黯紫，舌淡黯，苔滑腻，脉弦。辨证属痰饮阻肺，宣降失司，治以温化痰饮，宣肺止咳，用苓桂术甘汤、二陈汤、止嗽散合方加杏仁、厚朴，两诊连服6剂后咳喘平，浮肿消。同年11月13日又因外感咳喘心悸加重，痰饮壅盛，时或恶寒，足底湿冷，舌苔黄而滑润，脉沉弱，辨证属痰饮兼外感风寒，治以解表化饮，用小青龙汤、苓桂术甘汤加紫菀、冬花，服3剂后咳喘缓解。缓则治本，继用苓桂术甘汤、苏子降气汤加补骨脂、巴戟天，连服10余剂，诸证平息。这年冬天比往年发病轻，能适当活动。

按：第一次来诊是痰饮兼夹外感，用止嗽散宣肺解表；第二次发作来诊是在白露、霜降后，用小青龙汤解表宣肺，体现王氏用药法时，因时制宜；第三次缓则治本，以苏子降气汤加温肾纳气药。本案从治疗过程来看，体现了王氏治病按序贯治疗的精髓。

慢支炎、支喘是临床常见病、多发病，因其反复发作，缠绵难愈，其结果多导致弥漫性阻塞性肺气肿、肺心病，严重影响劳动力，甚至每因感染不易控制而死亡。整个病程表现为痰多、咳逆倚息，甚则心下悸等，属于中医痰饮范畴。因此，提高中医中药治疗痰饮的效果，有极其重要的意义。

王氏治疗痰饮（这里指狭义的痰饮）的经验可总结为四个方面：一是主张咳嗽、哮喘最宜早期治疗；二是缓解期重保养、防治，减少复发，延缓痰饮的形成；三是痰饮既成，本虚标实，当遵循"当以温药和之"的原则，即使因感染复发期间，也慎用苦寒清热剂治标；四是有一套治疗痰饮的序列方药，运用灵活，得心应手。

王氏指出，痰饮的形成有一个较长的过程，痰饮形成过程中或形成后，自始至终与咳喘紧密相连。《金匮》把痰饮与咳嗽合篇讨论，说明古人早已观察到这一特点。

咳嗽、哮喘总是有痰，但早期的咳喘即使痰多，也还不是痰饮。长期反复发作咳嗽、哮喘，损伤肺、脾、肾是形成痰饮的根本原因。痰饮一经形成，作为病理产物留伏在体内，又加重咳喘，进一步损伤正气。可见痰饮与咳喘互为因果，形成恶性循环。古人早就认识到咳嗽不是小病，必须早期根治。但是，肺司呼吸，与外界环境直接相通，风寒暑湿燥火随时都可能侵袭肺脏，使咳喘反复发作，不易根除。因此，缓解期重视保养，积极治疗新感，减少咳喘复发的机会，对于延缓痰饮的形成和发展，具有十分重要的意义。

痰饮既形成，就是本虚标实。咳喘长期、反复发作，或失治误治（包括西医药），势必损伤正气。初则伤肺，次损脾胃，穷必及肾，上下交虚，肺不主气，肾不镇纳，中阳不运，于是，水湿停聚为痰为饮，留伏不去，缠绵难愈；痰饮为水湿之类阴邪，最易阻遏气机，损伤阳气；阳气益虚，阴邪益盛，又互为因果，形成另一种恶性循环。痰饮发展到严重阶段，肾阳虚衰，不能气化，则水气凌心，咳逆倚息，心下动悸，身振动。所谓本虚，包括气虚、阴虚、阳虚，但其中阳虚不运、不化、不纳是最关键的。因此，王氏强调，治疗痰饮必须遵循张仲景创立的"当以温药和之"这一根本原则，即使因感邪急性复发期，虽见标热，也慎用苦寒清热剂祛邪，避免误伤阳气。西医用抗生素积极控制感染的方案是正确的。但如果不恰当地用西医理论来指导中医用药，把清热与抗炎等同起来，用治于痰饮，就会犯绝大的错误。

王氏临证运用"病痰饮者，当以温药和之"这一治疗原则时，常简称做"温和痰饮"。既然痰饮是本虚为主，何不曰温药补之，而曰"温药和之"？王氏指出，"温"字是定性，规定当用温药，不得轻易施以寒凉；"和"字是定法，较灵活，痰饮病本虚标实，怕后人轻易施以温补而不作明确的规定，当然也包括温补在内。魏荔彤《金匮要略方论本义》用"行、消、开、导"四个字来阐释这个"和"字，深得仲景心法。

王氏根据急则治标、缓则治本、标本兼顾的原则，痰饮病人在春夏阳气主事，病情缓解期抓住治本，常用生脉散理肺，香砂六君子汤健脾，肾气丸补肾，苓桂术甘汤温化痰饮，根据具体情况，或分而治之，或合而治之。外感风寒，表邪尚在，以小青龙汤为主，合苓桂术甘汤或生脉散解表寒、化痰饮、扶正气。病人因外感引发痰饮，无表证者，则以苓桂术甘汤、苏子降气汤、三子养亲汤、瓜蒌薤白半夏汤、香砂六君子汤等温化痰饮，根据具体情况，或分而用之，或合而用之。

这类方药具有行、消、开、导的作用。具体地说，厚朴、陈皮行其气；白芥子、法半夏消其痰；桂枝、薤白开其阳；茯苓、泽泻导其水。从王氏的选方中还体现出他上下交损，当治其中的思路与方法。不论是缓解期还是发作期，有表邪还是无表邪，都可使用苓桂术甘汤温通胃阳，香砂六君子汤健运脾气。气阴两虚明显者，常于上述主方中加入生脉散、增液汤、玉竹、石斛、北沙参等；咳甚者，常配用止嗽散。由于痰饮病多伴新感咳嗽，故本节又可与前面"止咳三步法"互参。

痰饮又有肾不纳气，呼多吸少，常选用温润的补骨脂，淫羊藿、巴戟天、菟丝子等补肾纳气。

# 第三节　心系疾病

## 一、炙甘草汤治疗心悸

杨某某，女，55岁，住贵阳市团坡桥讲师团宿舍。患房性早搏1年余，经心电图检查未发现明显器质性病变，血压偏高 160/90mmHg），因睡眠差，心悸加重，于 1993 年 6 月 16 日来门诊求治。自觉心慌心跳，不能自主，气短，时有胸憋闷，头晕，汗出，夜眠不实，多梦，舌淡红，苔少，脉促（数而时一止复来）。辨证为心气（阳）虚，心血不足，用炙甘草汤、酸枣仁汤合方加珍珠母、柏子仁。服 3 剂后，于 6 月 23 日复诊，心慌心悸减轻，清晨稍重，惟觉口干，仍见脉促，以炙甘草汤合补心丸加减，服 5 剂后，于 6 月 30 日来诊，心悸明显缓解，惟睡眠仍差，脉细数，偶一止复来。继用炙甘草汤、补心丸合方加生龙牡，调治 1 月，心悸基本消失。随访半年未加重。

按：该患者以阴血亏虚为主，但如果忽视心阳虚的一面，纯用益气、补血、滋阴药，则心阳不振，心脉不通，可能会使心悸、胸憋闷加重。炙甘草汤证与补心丸证大体上都可称为气阴两虚，实则有根本的区别，就在于炙甘草汤在益气补血滋阴药中有桂、姜温通心阳心脉，柔中寓刚，而补心丸则以阴柔取胜。凡出现心动悸，脉结代，属于心气（阳）心血（阴）亏虚的各种心脏病变，包括心律失常、病窦综合征、病毒性心肌炎、冠心病心绞痛等，均可辨为炙甘草汤证。炙甘草汤以炙甘草益气缓急，人参、大枣补益心脾，阿胶、生地、麦冬、火麻仁，补心血、滋心液，桂枝助心阳，通血脉，生姜温中散寒。

王氏运用本方的经验是炙甘和滋阴补血药宜重用，益气通阳药宜轻用，本方可与酸枣仁汤合用，如伴有心血瘀阻者，可与丹参饮或金铃子散合用。

明李梴《医学入门》将心分为"血肉之心"和"神明之心"，谓血肉之心形如未开莲花，居肺下膈上；神明之心即神，不著色象，为气血所化生（《内经》："血气者，人之神也"），主宰万事万物，虚灵不昧。李氏所指的血肉之心，即主血脉的心，与循环系统的心脏无异；神明之心相似于大脑的功能。王氏认为，心悸是心脏病变的一个极为常见的症状，中医上是个病名。主神明之心的心悸多是功能性病变，病情较轻，治疗不难；但主血脉之心的器质性病变出现心悸，则病情较重，治疗不易，两者宜明辨；辨之之法，在脉诊上。脉的至数是快是慢，脉搏有力无力，可笼统地辨心悸的虚实寒热，惟脉的节律是否调匀，是辨别心悸轻重的关键，若心悸而伴有脉结、代、促者，往往是心脏病变较重，应以西医的各种检查明确诊断，这样有利于治疗，还可判断预后。

现代脉学研究证明，脉搏起源于心脏的射血活动，通常情况下，每一次心搏必定相应地在寸口产生一次脉搏，所以，心脏搏动的快慢、有力无力、节律是否调匀等，都可以从脉搏上反映出来。而心脏的搏动除心脏本身的自律性搏动外，还受植物神经的支配。心脏本身的病变或神经功能紊乱均可出现心悸，前者较重，后者较轻。因此，王氏诊治心悸重脉诊，脉证合参，有时甚至舍证从脉来判断心悸的轻重，要求作出明确诊断，是很有实际意义的。他还指出，《伤寒论》讨论心悸的内容虽不多，但关于惊悸、怵惕、心愦愦的内容不少，治疗经验也很丰富，应深入研究。

《伤寒论》分心动悸、心下悸、脐下悸三类，大多与阳气虚和水邪盛（小便不利）联系起来，特别是炙甘草汤证条把心悸与脉结代联系起来，这提示《伤寒论》讨论的心悸属于现代医学的心肌劳损、心力衰竭、心律不齐等伴发心源性水肿（不排除其他原因的水肿）。汉代许慎《说文解字》训"悸"为"心动也"，又训"怵"为"恐"，"惕"为"敬"，"愦"为"乱"。可见，"悸"是指病人自觉心脏跳动（正常人通常感觉不到心脏搏动），"怵惕""愦愦"可能是病人自觉心脏跳动时感到的不舒适。作了这样界定，就可以只讨论与心悸有关的"心动悸""心下悸""脐下悸"了。

仲景所说的"心动悸，脉结代"，无疑是心脏病变，包括心衰、心律失常，故病情较重。"心下悸"通常指的是胃，但心脏也可以表现为心下动悸；"脐下悸"按中医来说，是肾阳虚，水邪为患，但也可能是心脏病患者自觉腹腔动脉搏动。心阳虚不能推动血液运行，肾阳虚不能气化水液，常伴见小便不利，水肿。这一类心悸病比较严重，如果出现结、代、促脉，治疗很难，预后很差，必要时应采用中西医结合治疗。其他脏腑的病变，如不寐、郁证、外感病发烧等，都可能出现心悸，病人甚至可能以心悸、心烦为主要症状来就诊，但通常不严重，绝少有心中大动之感，也很少出现结代脉，发烧病人可能见促脉。如《伤寒论》265 条"少阳不可发汗，发汗则谵语，此属胃；胃和则愈，胃不和，烦而悸"，本条可理解为少阳病发热，胃中不和，发汗不当反而加重；胃不和则夜寐不安，睡眠不好，故心中烦而悸。这是临床上颇为常见的，并不像有些注家所说的那样复杂，失之平正通达。因此，王氏认为，这一类的心悸不必专门治疗，其他脏腑的病治愈后，心悸也随之消失，最多是在治疗主病主证的方中适当给予养心安神，而重点应该讨论心脏病变出现的心悸的治疗。王氏善用成方，故本节采用以方辨证的方式总结他治疗后一类心悸的经验。

## 二、补心丸治预激综合征

患者罗某某，女，52 岁，贵阳市中山西路银行职工。因外感发烧，咳嗽 1 月，于 1992 年 11 月 18 日来诊。曾患"预激综合征"，心律不齐，又感染带状疱疹，1 月前外感发烧，经用抗生素后，烧退而咳嗽不已，心慌心悸也加重。急则治其标，王氏先治咳嗽后，继治心悸。11 月 21 日复诊，咳嗽渐平，但心慌心悸尤甚，午后潮热，上肢发麻，气短神疲，烦渴，大便秘结，睡眠易惊醒，舌质红，苔黄少，脉细数，律不齐。按心气阴两虚论治，用补心丸加砂仁、火麻仁、龙骨、牡蛎等，疗效不佳，1992 年 12 月 2 日第四诊，证如前未减，遂于补心丸方中加入瓜蒌、薤白、枳实、炙甘草，连服 14 剂后心慌心悸缓解，睡眠也改善。1993 年 3 月 26 日因外感咳嗽 3 日来诊，心悸未复发。

按：本例为心气两虚，但单用补心丸加一般重镇安神药效果不显著，加入行气通阳的瓜蒌、薤白、枳实，又用炙甘草 9g，效果明显有提高。薤白行气通阳，与桂枝温经通阳不同，又重用炙甘草，似取炙甘草汤法而不用炙甘草汤；枳实宽中下气，药理研究有强心、提高心输出量、升压等作用，是否在方中也起积极作用，有待研究。

# 第四节　脾胃系疾病

## 一、慢性胃炎

### 肝脾胃同调

李某某，女，31岁，干部。患慢性胃炎5年，经常腹泻，面色㿠白，神疲乏力。近月来因情志不遂和劳累而发胃脘疼痛，脘痛胀闷，食少，嗳气，大便稀，每日2～3次，脉弦细，舌质淡红，苔薄白。他医辨证为脾胃弱兼气滞，拟健脾理气和胃，用香砂六君汤、平胃散合方，服药3剂后大便转佳，胃脘及脘腹胀闷略有缓解，继用原方加焦三仙、鸡内金，又服了3剂。三诊时述及胃脘胀痛反而加重，大便虽稀，但不通畅。第二天患者来院请王氏诊治。细阅病历后指出："见患者有嗳气、呃逆、泛酸应考虑是肝气犯胃，胃气不和。"遂拟香砂六君汤、柴胡疏肝散合方进治，服药3剂后，果然脘腹明显缓解，继用前方加金铃子散调治而愈，随访三个月未见复发。

按：王氏认为，慢性胃炎常辨证为胃脘痛，胃脘痛虽然定位在胃脘，但胃与肝脾的关系甚为密切，治疗胃脘痛应抓住这三个脏器的功能变化。脾主运化而升清，胃主受纳而降浊，肝主疏畅气机，推动脾胃的运纳和升降，并资助脾胃化生气血津液。如果此三脏之间的功能相互失调，就会产生诸如肝胃不和、肝郁脾虚、脾胃虚弱等等与这三脏腑相互关联的胃脘痛病证。首先，胃脘痛是脾胃病的一个重要见证，每多表现为脾胃同病，故应当脾胃同治。王氏说："脾胃既虚，胃气也不足；胃阴既虚，脾阴也不足，故六君汤、参苓白术散既补脾气，也补胃气；益胃汤、增液汤既养胃阴，也益脾阴。"在强调脾胃同病同治的同时，王氏还指出，脾胃毕竟各有分工，喜恶也不同，故升补脾气要不碍胃的和降，滋养胃阴要不碍脾的升运，用药要轻灵不滞，刚柔相济。其次，肝气每易乘犯脾胃。古人早就认识到"见肝之病，知肝传脾，当先实脾"。临床上胃脘痛每多因情志变动过度或持久所引起，又每因情志变动诱发或加重。因此，王氏强调治胃脘痛必须考虑有没有肝（胆）的因素。

## 二、浅表性胃炎

### 1. 健脾和胃法

陈某某，女，39岁，干部。胃脘胀闷，间有疼痛6年余。经某医院检查确诊为"浅表性胃炎"，长期服药治疗鲜效。1989年8月求诊。主证：胃脘常觉胀闷，有刺痛感，呃逆，食后尤甚，口干食少，形瘦倦怠，脉细弱而涩，舌淡淤点，苔白腻。辨证：胃脘痛（属脾胃气阴两虚，兼扶气滞淤阻湿遏）。治法：健益脾胃气阴，佐以理气化瘀除湿。遂予健脾和胃汤加味治疗。

方用：太子参9g，苍、白术各9g，茯苓15g，炙甘草3g，法夏9g，陈皮9g，木香6g，砂仁6g，蔻仁6g，厚朴6g，佛手片9g，香橼皮9g，川芎6g，丹参15g，玉竹9g，石斛9g。

初起以上方连续服用 7 剂，两周服完（即每剂煎熬 4 次，每日服用 2 次）。继以上方间隔服用 10 剂，一个月服完（即每剂煎熬 4 次，每日服用 2 次，两天服完 1 剂后，中间停药 1 天，再按上法间隔服用）。在用上方治疗期间，患者一度因饮食不慎，聚餐多食，而使病证稍增，见有嗳气、腹胀，曾在两剂方药中加入神曲 9g、山楂 9g、谷麦芽各 9g、大腹皮 6g。患者经前后治疗一个半月，至 1989 年 10 月，上述症状全部消失，食纳增加，形体较充，精神亦佳。半年后随访，未见病证复发。

按：浅表性胃炎，在中医临未辨证时，常属脾胃虚弱（气虚或气阴两虚），而致脾胃运纳失司，兼挟气滞淤阻湿遏使然。如患者偶而饮食不节，可以加剧其症。施用健脾和胃汤治疗，可使脾胃之气得复，脾健胃和。气滞淤阻病是以脾胃虚弱为本，兼扶气淤湿滞为标，在治疗用药时，一定要注意忌用峻剂攻伐，而以健脾胃培土为主，辅以理气化瘀除湿，平正通达，主次分明，在服药方法上，要连续而间隔交替，细水长流，慢慢调理（一般需服药治疗两月左右，才有显效）。此外，还要嘱咐患者在饮食方面有所节制，进餐要定时定量，不宜过饱，并忌食生冷、卤味、肥腻、坚硬、辛辣等物，方能有助药效。

此方为王祖雄教授经验方，方名健脾和胃汤，由太子参 10g，苍、白术各 9g，茯苓 15g，炙甘草 3g，法夏 9g，陈皮 9g，木香 6g，砂仁 6g，蔻仁 6g，厚朴 6g，佛手片 9g，香橼皮 9g，川芎 6g，丹参 15g。主治现代医学所称的浅表性胃炎，而证见食纳减少，食后胸院胀闷或疼痛，兼见呃逆，脉缓弱或涩，舌淡或黯紫，苔白腻。本方系从古方香砂六君子汤、平胃散化裁制成。方中香砂六君子汤健运脾土，平胃散加蔻仁和胃降逆除湿，佛手片、香橼皮理气宽胸，川芎、丹参活血化瘀。如患者见舌红、口干、便结者去苍术加玉竹 9g、石斛 9g、生白芍 9g、火麻仁 10g；见苔厚腻、口黏、便溏者加藿香 9g、佩兰 9g、薏苡仁 20g；兼食滞嗳气、腹胀者加神曲 9g、山楂 9g、谷麦芽各 9g、大腹皮 6g。

**2. 疏肝和胃降逆法**

叶××，女，干部，43 岁，曾于三年前经某医院诊为"浅表性胃炎"。经多方治疗效果不显。于 1985 年 10 月求诊，自诉食少倦怠，食后胃脘有胀闷压迫感，兼见胁肋亦觉不舒，心情不舒时则病证加甚，呕吐吞酸，得嗳气或矢气后稍平，脉沉弦，苔白。诊为肝胃不和证，拟疏肝和胃降逆法。药用：柴胡 6g，枳壳 6g，白芍 9g，甘草 3g，川芎 6g，香附 9g，郁金 9g，法夏 9g，黄连 6g，吴茱萸 6g，泡参 9g，茯苓 9g，陈皮 9g，干姜 6g。此方连续服用 12 剂后，患者上述证候，即基本消失，且食欲增加，精神亦振。

按：浅表性胃炎中医辨证亦要紧紧依据中医理论进行辨证。本证多见胃脘胀痛，饱闷不适，食后尤甚，牵及胁肋亦觉胀闷不舒，兼见吞酸呕吐，得嗳气或矢气稍平，遇情志不遂时则加剧。脉弦，苔白。笔者认为上述证候，乃属于肝气不舒犯胃，胃气不降而上逆的标实证。在治疗上拟订了疏肝和胃降逆法，选用了柴胡疏肝散、半夏泻心汤、左金丸、二陈汤等方化裁为基本方，并随证加减使用，验之临床，投以 10 剂以上服用，可使病证基本消失或缓解。

## 三、萎缩性胃炎

### 1. 健脾和胃升阳益气法

赵××，男，干部，45 岁。以往曾经某医院诊为"萎缩性胃炎"多年，经中西医药治疗少效，于 1985 年 9 月求诊，自诉院腹部经常隐隐作痛而胀满，食后则胀痛更甚，上证常因出差疲劳或饮食不节而加重。近年来食欲减退，体重下降，神疲乏力，脉沉迟，舌淡（按：有时出差或饮食不节而证候加重时，则舌苔黄厚而腻）。诊为脾胃虚弱证，拟健脾和胃升阳益气法。药用：木香 6g，砂仁 6g，泡参 9g，白术 9g，茯苓 9g，灸甘草 6g，法夏 9g，陈皮 9g，升麻 6g，柴胡 6g，干姜 6g，蔻仁 6g，佛手片 9g，香橼皮 9g。

此方连续服用了三月，其证即逐步缓解，甚至有时症状消失。在治疗过程中，甚至有时症状消失。在治疗过程中，患者间因出差疲劳和饮食不节而上证有所反复，并察其舌苔黄腻，又复大便不下，即嘱其暂时停服上方，而改以枳术丸合保和丸化方加减服用（药如：枳壳 6g，白术 9g，山楂 9g，神曲 9g，茯苓 9g，法夏 9g，陈皮 6g，连翘 9g，莱菔子 6g 麦芽 9g 鸡内金 9g）2～3 剂以治其标，其苔不黄腻，大便正常时，再续用上述健脾和胃升阳益气方药而不变，患者本证即渐渐缓解而趋于稳定状态。

按：本证多见院腹隐痛胀满，喜按喜热，食欲不振，食后更觉脱腹胀痛不适，有时呕吐清涎，面色无华，神疲乏力，肢末不温。脉沉迟无力，舌淡嫩。笔者认为上述证候，乃属于脾胃阳气虚弱，健运受纳无权的本虚证，我在治疗上拟订了健脾和胃升阳益气法选用了香砂六君子汤、补中益气汤、理中汤等方化裁为基本方，并随证加减使用，验之临床，常以之守方服用 3 月以上，可以取得较好的疗效。

### 2. 健脾理气化湿法

陈某某，女，43 岁，工人。上腹隐痛 3 年，食少，脘腹胀闷不畅，大便不调。经胃镜检查，诊为"萎缩性胃炎"。神疲乏力，面色萎黄，胃脘持续隐痛闷胀，不思饮食，大便尚可，脉细无力，舌苔略黄腻。辨证属脾胃虚弱、气滞夹湿，治以健脾理气化湿，拟香砂六君子汤、参苓白术散加藿香、佩兰叶、焦三仙进治。服药 3 剂后胃脘胀缓解。因王氏开会，由他医诊治，辨为心脾两虚证，投归脾汤加枸杞、麦冬、白芍。三诊时述及服上药后不但无效，反而胃脘胀痛加重，大便干，口渴不饮。王氏仍用香砂六君汤、参苓白术散合方加白蔻、佩兰、焦三仙、鸡内金等健脾开胃、理气化湿，连服 10 剂后胃脘胀痛缓解，饮食增加；继以异功散、一贯煎合方加佛手片、香橼皮、鸡内金等，调治半月而愈，随访三月未复发。

按：王氏每用香砂六君子汤、参苓白术散加藿香、佩兰、白蔻等治疗脾胃虚弱型胃脘痛，方中木香、砂仁、白蔻、陈皮、法夏、桔梗、藿香、佩兰等辛香理气不伤气，芳香醒脾而又化湿，他认为健脾益气以泡参为好，避免人参、党参之补气横中。王氏从丰富的临床经验中总结出脾（胃）虚一气滞一湿阻是胃脘痛发病的三个相互关联的重要环节，提出"补虚无忘理气，理气无忘除湿"的治疗原则。既然是"痛"，就是不通；无论虚实寒热，其不通者，总是与气有关；气虚也痛，气滞也痛，气逆、气陷也痛，血瘀疼痛也多起于气滞，故气滞不通是主要的。气滞的原因很多，易被忽略的是湿浊阻遏气机。阳虚多夹寒湿，阴虚多夹湿热，饮食不节、过食辛辣、嗜好烟酒多夹痰湿秽浊。故除湿是理气的一个重要方面。

### 3. 活血通络法

张某某，女，57岁，原系农村妇女，后迁入某煤矿。患者因多子女，其丈夫在外工作，故中年时劳累太过，常不能按时进食；40岁以后即时发胃痛，未作诊治。近10年来逐渐加重，每因生气后胃脘部胀满隐痛，自服"陈香露白露、去痛片"等药，时痛时止。一年前因食生冷致腹泻，自服"土霉素"后泻止，但胃脘痛频发，饮食减少，夜间痛甚，大便尚可。经钡餐透视，提示"胃、十二指肠球部溃疡"。辨证按脾胃虚寒，投黄芪建中汤、理中汤、逍遥散、温胆汤等方进治，均不见效。1992年4月8日请王氏诊治，辨证为脾胃虚弱夹气滞，以香砂六君汤合四七汤加减，服药3剂后不见效。经详问病史，原来患者一年前腹泻时曾见黑便，因当时痔疮也痛，以为又是痔疮出血，未予重视。患者胃脘胀痛，面黄肌瘦，神疲乏力，脉虚缓无力，舌淡红，苔略黄，辨证属脾虚气滞血瘀，以香砂六君汤、金铃子散合方加当归、丹参、桂枝、鸡血藤、焦三仙、鸡内金等，服药5剂后果然疼痛缓解；继按原方加藿香、法夏，又进5剂后疼痛消失；再拟香砂六君汤、小建中汤调治以巩固疗效，随访三个月疼痛未发。

按：本例患者久病久痛，正气亏耗，脾胃虚弱。但用温中散寒、健脾理气均不见效。王氏在参考过去用药情况的基础上，二诊时找到久痛血瘀在络的佐证，即曾有黑便史，在健脾理气方中加入活血通络之品而痛止。患者一年前腹泻，见黑便，以后疼痛加重，估计当时是胃或十二指肠溃疡出血，以此判断瘀血阻络是可靠的[2]。王氏认为叶天士的久痛入络很有道理，用之得当，止痛甚捷；但久病入络也只是从病史长短上来分析的，临证时如果找到诊断瘀血的任何一个指征，如曾有出血史（包括手术后），或痛如针刺刀割，面色黧黑，口唇青紫，舌上有瘀斑瘀点，脉涩不畅等其中的一个来佐证，判断久痛入络就更有依据。有是证即用是药。因为久痛久病毕竟以虚证为主，如果没有瘀血指征佐证者，就不一定使用活血通络之剂。如确有瘀血指征，即可在主方中酌加金铃子散、丹参饮、旋覆花汤或当归、川芎、橘络、鸡血藤、乳香、没药之类。

## 四、胆汁反流性胃炎

### 1. 疏肝利胆和胃降逆清热法

李某，女，31岁，某医院药剂师。1994年2月2日初诊。胃脘灼痛、脘胁不舒已半年余，曾经胃纤维直肠镜检查诊断为"胆汁反流性胃炎""十二指肠炎"，B超检查未见异常，曾经中西医药治疗无效。现症：胃脘灼热痛，并有脘胀、恶心、呕吐、心下灼热、口干心烦，并有失眠、大便干燥、小便黄少、月经提前。舌红少苔、脉弦。证属胃脘痛，胆胃不和并胃失和降夹热，以疏肝利胆、和胃降逆清热为治，方用四逆散、半夏泻心汤、温胆汤加减：柴胡、枳壳、黄芩、法夏、陈皮、香橼、佛手各9g，黄连、干姜、竹茹、甘草各6g，麦冬、茯苓各15g，白芍12g，金钱草20g，2剂。

二诊：服药后仍感腹部胀闷呕恶，舌红淡，脉弦，仍用温胆汤、半夏泻心汤加味治疗：陈皮、法夏、枳壳、黄芩、泡参、佛手、香橼、石斛、玉竹各 9g，黄连、竹茹、蔻仁、甘草各 6g，茯苓15g，金钱草20g，3剂。

三诊：药后尚平，以原方去泡参、黄连、枳壳、陈皮，加厚朴、香附、橘络各9g，砂仁、柴胡各 6g，3剂。3 诊后旋即过春节，服药后疗效较好，诸症悉减，胃脘已不灼痛，正常进食而不呕吐恶心，大便正常。

春节后四诊，仍按上方连服 3 剂。

五诊，服药后胃脘部已正常，诸症悉减，仍温胆汤合小柴胡汤加减善后，连进 3 剂。服完药后，胃脘灼痛已基本治愈，未再服药，随诊半年未再发作。

按：此例胆汁反流性胃炎，症见胃脘灼痛、呕吐恶心，发作频繁，王老从胆胃不和论治，前两诊未见明显好转，3 诊时调整用药，用温胆汤、四逆散合小柴胡汤化裁加金钱草、香橼、香附、厚朴、石斛、玉竹、落仁、砂仁等，仍以降逆和胃、疏肝清热为治，疗效旋即明显。王老在这方面用药很有分寸，其用黄连、黄芩药量不重，用金钱草清热而不燥，同时用玉竹、石斛养胃阴，加蔻仁、厚朴和胃降逆，用药全面灵活对路，此例较能代表王老治疗慢性胃炎的经验，其用和胃降逆治法时，不过伐胃气和过用寒凉，并能灵活多变，故以此例作为典型病案加以介绍。

再按：在改易心志基础上，从肝论治胆汁反流性胃炎、胃食管反流病等疾病，是王老的一大特色。肝气论治张仲景有四逆散、半夏厚朴汤，是疏肝理气达郁的祖方；其后有《局方》逍遥散、丹溪越鞠丸、景岳柴胡疏肝散；肝火、肝阳、肝风，有龙胆泻肝汤、当归龙荟丸、天麻钩藤饮、羚角钩藤汤、镇肝熄风汤等。王旭高治肝三十法，巨细靡遗，甚为全面，在诸多治肝法中，王氏最重视治肝气。他认为，情志致病，郁怒为甚，首先动肝；肝为刚脏，体阴用阳，其气易动；肝气一动，横逆肆虐，诸病由生；肝气郁结，五志化火，肝火、肝阳、肝风遂成。王氏概括地指出了治肝气的重要性，具有十分重要的现实意义和临床意义。现分析于后。

（1）情志致病，郁怒为甚：强烈、持久的精神刺激，可产生多种心身疾病。所谓"郁怒"，正是指情志变动的持久性和强烈性。喜怒哀乐忧思，人皆有之，荀子谓之"天情"。得失面前，当喜则喜，当怒则怒，当忧则忧，发而中节，通常不会致病，甚至有益。惟未事而先意将迎，事过而尚多留恋，无时不处在喜怒思忧之境中，或压抑不宣，或发泄太过，皆不中节。这就是"郁怒"。郁则气结，怒由气上，皆动肝气。情志致病，与心、肝关系最为密切。《内经》谓喜怒忧愁则伤心，心动则五脏六腑皆摇；又谓肝主谋虑（思），怒则伤肝，肝虚则善恐如人将捕之（忧、惊、恐）。可见，情志之发是否中节，决定于心的主宰，若不中节（太过或不及）而致病，则喜怒忧思恐均可伤肝而动肝气。

（2）肝为刚脏，其气易动：肝主疏泄，调节气机；又主藏血，以养其条达之性。疏泄与藏血的功能是相辅相成的，故谓其体阴而用阳。惟其以阳气用事，刚毅果决，故又谓肝为刚脏，易动难静，其气易动。肝的这些功能和特点，与现代生理学上的神经—体液调节系统极为相似，"肝为刚脏，其气易动"类似神经调节的性质和特点。所谓"肝气易动"，就是指肝主疏泄、调节气机这一功能易发生紊乱。

（3）肝气一动，诸病由生：《金匮》指出"见肝之病，知肝传脾"。肝气变动，每易延及他脏，肝气横肆，乘脾犯胃，作痛作胀，作呕作泻；上而冲心，心悸不宁；挟火刑金，呛咳不已；气与血逆于上，或为大厥；肝郁气滞，血瘀痰阻，或为癫痫狂乱，或生症瘕积聚；妇女闭经、痛经，或崩或漏，乳房痛肿、包块，也无不与肝气相关。

（4）肝气久郁，五邪内生：王旭高说"肝气、肝风、肝火，三者同出异名"。他认识到了三者之间关系密切，但还未揭示出肝气是肝火、肝热、肝阳、肝风的始动因素和先导。盖阳气旺盛之人，肝气一动则启动肝火，火随气逆，则为肝阳上亢；阴精素亏之人，阳气偏亢；多愁善感之人，肝气郁久则化火生热，阴精暗耗，肝阳也易偏亢。肝阳既亢，火盛生风，风火相煽，即是肝风。此肝火、肝热、肝阳、肝风为内生五邪，多由肝郁化火而来。

王氏临证治肝气的基本原则是开导病人以旷达乐观的态度对待疾病，正视现实；结合辨证，调其虚实。此即陈自明所说的"改易心志，用药扶持"。《内经》说："且夫王公大人，血食之君，骄恣纵欲轻人，而无能禁之，禁之则逆其志，顺之则加其病，使之奈何？治之何先？曰：人之情，莫不恶死而乐生，告之以其败，语之以其善，导之以其所便，开之以其所苦，虽有无道之人，恶有不听者乎？"这是世界最早、至今仍在应用并行之有效的领悟疗法。王氏对肝郁气滞的病人，或患了某些与肝郁气滞有关的疑难重症病人，总是耐心地讲解情志致病的原理、特点及将息保养，尝谓此类病人不要完全依赖药物，若不改易心志，药逍遥人不逍遥，治之奈何！王氏很重视肝气的药物治疗，他甚至认为，对肝气郁滞引起的诸多病症的治疗，中医中药不但有效，而且有特色。肝气的诊断不难，详问病史即可判断，但虚实标本有时不易辨认。根据肝气致病的不同证型，可将王氏治肝气的方法分为四类：①疏肝理气法：肝郁气滞肆虐，作痛作胀较甚，或呕恶泄泻，属实证者，用柴胡疏肝散、金铃子散合方加减，亦可合用丹参饮。②疏肝逍遥法：肝郁气滞，情怀不畅，木郁土壅，痛胀不甚，呕恶泄泻较轻，月经不调者用逍遥散加佛手片、香橼皮；土虚木贼者，可合用香砂六君汤，亦可选用痛泻要方合香砂六君汤。③理气达郁法：肝郁气滞较久，或化热、或夹痰、或兼湿、或食滞者，丹溪越鞠丸合保和丸。④理气行痰法：肝郁气滞既久，痰气交阻，喉中若有异物感，胸闷不舒者，用《金匮》半夏厚朴汤加味，也可与导痰汤、温胆汤合用。

如果肝气易动是由于肝本身的阴阳水火气血失调者，当补则补，当泻则泻，此不治肝气实所以治肝气也。张介宾说："肝血虚，则肝火旺；肝火旺者，肝气逆也；肝气逆，则气实，为有余；有余则泻之……肝气有余不可补，补则气滞而不舒，非云血之不可补也。"陆以《冷庐医话》甚至认为"心痛、胃痛、胁痛，无非肝气为患，此有虚实之分，大率实者十之二，虚者十之八"，力推高鼓峰滋水清肝饮、魏玉璜一贯煎治肝气之属虚者。王氏常用的间接治肝气法有以下几种：①养血柔肝法：肝主藏血，其性喜条达而恶郁遏。血不养肝，肝失其条达，则肝气恣横，当用养血柔肝法，四物汤合二至丸加制首乌，亦可合用丹参饮。②养阴柔肝法：肝病既久，郁热伤阴，郁火食气，肝之气阴两虚，阴虚为主，而致肝气偏胜者，当用养阴柔肝法，一贯煎合丹参饮。③滋水涵木法：乙癸同源，水能涵木。若肾水亏虚，水不涵木，而致肝气易动者，当用滋水涵木法，杞菊地黄汤或滋水清肝饮。④清肝泻火法：阳气素盛，易动肝火，火旺则气逆，一触即发，当用清肝泻火法，龙胆泻肝汤或当归龙荟丸。

至于肝阳上亢、肝风内动，虽然与肝气上逆有关，肝气甚至是肝阳上亢、肝风内动的始动因素和先导，《内经》说："阳气者，大怒则形气绝，而血菀于上，使人薄厥""血之与气并走于上，则大厥，厥则暴死，气复反则生，不反则死。"又说："肝气当治而未得，故善怒，善怒者名曰煎厥。"近代医家张山雷、张锡纯、胡光慈等，正是根据《内经》的这些论述，提出平肝潜阳、镇肝熄风法治疗肝阳上亢、肝风内动，其中就体现出疏肝理气，引气引血下行。王氏在临床使用天麻钩藤饮、镇肝熄风汤时，常根据实际情况酌加苏梗、陈皮、川芎、香附、合欢皮、白蒺藜之类疏肝理气之品。他认为，张锡纯、胡光慈是中西汇通思想，所立之天麻钩藤饮、镇肝熄风汤是针对高血压脑病的（包括脑溢血"中风"），但是中医所说的肝阳、肝风包括高血压脑病但又不止于高血压脑病，故原方治肝气还体现得不够，根据不同的病情，酌加上述疏肝理气之品，可以提高疗效，还可以扩大原方的使用范围。

总之，在诸多治肝法中，都是直接或间接地治肝气；而治肝气，无论对于肝本身的肝火、肝阳、肝风，还是对于因肝气恣肆延及他脏气血所产生的诸种病症，都具有积极意义。故前人说"五脏之病，肝气居多，而妇人尤甚；治病能治肝气，则思过半矣"，是很有道理的。

## 五、慢性胃肠炎

### 健脾和胃，理气除湿法

张某某，男，40岁，干部。长期便溏，近3个月胃脘隐痛，时有胀闷，日渐消瘦。曾住某医院检查治疗，诊为"慢性胃肠炎"，服中、西药疗效不佳，于1992年7月10日来求王氏诊治。患者胃脘隐隐作痛，脘腹闷胀，不思饮食，稍多食则胀闷益甚，大便不成形10余年，近3个月来泄泻较重（每日3～5次），量不多；神疲乏力，思睡；舌质黯，舌苔长期黄腻。辨证属脾胃虚弱，气滞湿阻，治以健脾和胃，理气除湿，拟香砂六君子汤、平胃散、藿朴夏苓汤合方加减，前后三诊，服药10剂后，胃脘胀痛控制，饮食增加，大便也转好，惟舌苔仍黄厚腻。又拟异功散、温胆汤等方加藿香、佩兰、苡仁调理，诸证悉平，但舌苔仍厚腻。王氏指出，舌苔未变，湿浊仍未尽，胃虽不痛，当继续健脾化湿。但患者以为舌苔长期如此，既然胃已不痛，不再服药。一个月余后，正值夏暑，因饮食不节，果然病发如前。仍以香砂六君汤、藿朴夏苓汤、葛根芩连汤等合方，调治一月而安，待舌苔转薄方停药。

按：胃肠湿浊每反映在舌苔上。该患者嗜烟酒，近几月来因病重戒断，但内湿既成，复感外湿，内外相合，缠绵难愈，治之不易，如抽蕉剥茧，宜缓缓图治；而舌苔的变化，确实是判断胃肠湿热的重要指征。王氏认为："诊治胃脘痛这类脾胃病，要重点审察饮食如何、胀满与否、大便干稀、苔腻不腻，再结合脉象、病史、疼痛性质和全身情况，才能分辨标本虚实。"临床所见，胃脘痛患者每多伴有这四个方面的证候变化，而且这四个方面的证候变化反应敏感、客观可靠，既是辨证论治的指征，也是判断疗效的标准。因此，王氏认为，胃脘痛有一组证候，疼痛只是标，故即使用药后疼痛控制了，但如果饮食未增加，进食则胀满，大便仍不调，舌苔未改变，疼痛缓解也是暂时的，很容易复发，应继续调理。

## 六、慢性结肠炎

### 1 按步骤治疗

董某某，女，61岁，住贵阳市某老干所。1993年5月5日初诊。患慢性腹泻6年余，经纤结镜检查为"慢性结肠炎"。长期消化不良，进食油腻过大或刺激性食物则腹泻加重。一周前因饮食不慎，又感外邪后，腹泻加重，每日2～3次，伴腹痛，排便不畅，胃脘中有灼热感，不思食，进食则脘腹饱胀，嗳气，大便或带少量黏液和血丝，舌淡红，苔腻略黄，脉濡细。辨证为胃肠湿热气滞，方药用藿香、佩兰、陈皮、苡仁、山栀、腹皮、厚朴、苍术、黄柏、知母、茯苓、炒地榆、炒槐花、砂仁、木香、黄连、甘草。连服5剂后，饱胀、烧心缓解，大便已无黏液和血，但泄泻未减，饮食仍差。5月14日二诊，按脾虚、气滞夹湿论治，方用香砂六君汤、平胃散加连翘、藿香、大腹皮、焦三仙、鸡内金。6月18日来诊，前方已服14剂，不但泄泻已止，反而大便干，诸证已平，惟饮食尚差。遂投健脾理气、润肠通便之剂，方药用香砂六君汤合麻仁丸加焦三仙、鸡内金，调理两个半月而大便正常。

按：本例初诊按急则治标，先清湿热、理气凉血；湿热既去，但泄泻未平；缓则治本，仍以健脾为主而收功。因久泻，肠液不足，又在健脾滋其化源的同时，用麻仁丸润肠通便，方中大黄用量未超过6g，取其因势利导。脾与胃肠是一家，各有分工，脾为主导《素问·六节脏象论》把心、肺、肝、肾单独论述后，特别将脾与胃肠等五腑合论"脾胃大肠小肠三焦膀胱者，仓廪之本，营之居也，名曰器，能化糟粕，转味而入出者"，明白点出脾与胃肠是一家，共同完成饮食物的受纳、消化吸收、糟粕排泄。脾与胃肠又各有分工，脾起主导作用。

胃主脘部，主管范围有局部性，其功能主受纳、腐熟水谷，有阶段性，故食少、纳呆，主要是胃的病变。大小肠处于腹中，主泌别清浊，传导糟粕（消化、吸收、排泄糟粕），故泄泻的病位在肠。脾主大腹，统辖胃肠领地，推动胃肠的功能活动，转输胃肠受纳、别泌的水谷之精华至全身，故胃肠病无不与脾有关。凡消化吸收不良、清浊相混、湿邪内盛、肝气乘犯等所致之泄泻，无不从健脾、运脾、升脾、燥脾等着手。

**2. 疏肝健脾法**

王某某，女，42 岁，住贵阳市耐火材料厂宿舍。1993 年 12 月 3 日初诊。慢性腹泻 10 余年，大便时稀时干，每因饮食不慎而腹泻加重，每日 3～5 次不等，粪便中时有黏液，脘腹隐痛，时有灼热感。4 年前经某医院胃镜检查，有慢性浅表性胃炎，幽门痉挛，后又经纤结镜检查，有慢性结肠炎。患者初诊时形体消瘦、神疲乏力。面容憔悴、食少、脘部闷胀、肠鸣、脉弦细、舌红苔少，诊为泄泻，证属脾胃虚弱，脾气不升，肝气乘脾，方用参苓白术散、痛泻要方合方加升麻、葛根、焦三仙、鸡内金、煨诃子。至 12 月 22 日三诊，服上方 8 剂后，泄泻减轻，其余诸证也有好转，继用前方。1994 年 1 月 5 日四诊，因过食油腻，又致腹泻，便中多黏液（可能将脂肪滴误以为是黏液），舌红苔略黄，遂改用保和丸、平胃散、香连丸合方加白术、茯苓等，以消食导滞、和胃健脾。针对病人述及常因饮食稍有不慎遂致泄泻的情况，特别嘱患者，生冷寒热皆可致腹泻，还要忌豆类硬食。1 月 7 日五诊，腹泻已平，仍用保和丸、平胃散、枳术丸加山药、莲肉等。1 月 28 日六诊，腹泻又作，继用保和丸合参苓白术散。2 月 16 日七诊，腹泻又减，因短气乏力较重，口苦，食少，改用升阳益胃汤，加焦三仙、鸡内金。2 月 26 日八诊，肠鸣腹泻又作，胃脘灼痛如针扎，但又喜温怕冷饮。详问饮食情况，患者因食少，怕营养不足，每晚加用鲜牛奶。遂嘱暂停牛奶，并用半夏泻心汤合香砂六君汤加佛手片、香橼皮、丹参、赤芍、香附、郁金等。1994 年 3 月 18 日第十诊，大便已成形，诸证悉减，先后用香砂六君汤、参苓白术散调治半年后，大便正常，饮食倍增，体重增加，精神很好（半年后因妇科病来诊，幸能随访）。

按：泄泻包括急性腹泻和慢性腹泻。急性腹泻多为胃肠实邪，或风寒湿热客于胃肠，或饮食停滞胃中，或肝气肆横干犯脾胃，正气未损，容易治疗，邪去则泻止。

慢性腹泻病程较长，脾胃受损，病因很复杂，有的是"上损过胃"，或"下损过脾"，是全身性疾病在胃肠道的反映；有的是胃肠有器质性病变，如"残胃""短肠"；甚至是恶性病变，如癌肿等。其泄泻虽然不会有暴注泻水之急，有的甚至是便溏与便秘交替出现，但治疗相当困难，而且每因饮食不慎诱发或加重。因此，应当重点研究解决慢性腹泻的诊断和治疗以及饮食调理。

对于原因未明的慢性腹泻，王氏主张用西医检查手段明确诊断，可以为中医辨证用药提供有益的参考，若系癌肿之类特殊病变，及时中西医结合治疗，才不致贻误病情。

慢性腹泻本质上是脾胃之气受损，或兼夹气滞、湿阻、血瘀，治疗上扶正祛邪特别要掌握分寸，要坚持治疗，缓缓图治，切莫急功近利。慢性腹泻病人的饮食调理十分重要。《内经》说，"损其脾者，调其饮食，适其寒温"。这对慢性腹泻病人的治疗用药和饮食起居都有指导意义。

豆类、生、冷、硬食和奶制品都宜少进。这类食物不易消化，又因经细菌发酵后产气多而加重气滞腹胀，饮料宜温，腹部保持温暖，不得受凉。对于胃肠疾病，饮食调理、精神愉快、起居规律有时比药治还重要。下举病例较冗长，但最有实际意义。

**3. 紧抓三环节、四要点**

王某某，女，23岁，工人。1993年3月10日初诊。慢性腹泻，伴少腹痛3年。3年来大便不成形，每因进食辛辣、生冷食物而腹泻加重，每日2～4次，右下腹隐隐作痛，有时左下腹也痛。1992年8月22日在某医院经纤结镜检查，诊为"慢性结肠炎""乙状结肠水肿"。今春过节，饮食不慎，致令腹泻加重，肠鸣腹胀，隐隐作痛，时有嗳气，脉弦舌红，苔黄腻。诊断为泄泻，辨证为脾胃虚弱，湿阻气滞，方用参苓白术散健脾益气，平胃散理气化湿，金铃子散疏肝理气，加藿香、焦三仙、鸡内金芳化消导。3月19日复诊，服药3剂后症状明显减轻，前方加大腹皮。

3月24日三诊，共服药8剂后，诸证悉减，惟大便尚不成形。前方去平胃散等理气消导之品，调治两个月，大便完全正常，嘱患者注意饮食调理。

按：慢性结肠炎中西医治疗均感棘手，王氏辨证，总是以脾胃气虚为本，但或多或少总兼夹湿邪和气滞，故不宜纯用一派甘药健脾补气，要适当适时加以芳化、行气，以助脾运。本例临床治愈，但该病易复发，故"调其饮食，适其寒温"，尽量减少诱发因素，有十分重要的意义。王氏强调，治疗泄泻要抓三个环节、四个要点泄泻有缓有急。急性腹泻，瀑注泻水，多伴腹痛，或痛随利减，便泻不畅，或边泻边排气。

故治疗急性腹泻，仍然要抓脾胃气虚、湿盛、气滞三个环节，少数慢性腹泻也有这种情况，只是轻重不同而已。

治疗泄泻的方法很多，李中梓有治泄泻九法，亦未包括全部。但最重要的是恰当使用这些治法，程杏轩《医述》引《见闻录》治泄泻四个要点很有实践意义。其云"治泻，补虚不可纯用甘温，太甘则生湿；清热不可纯用苦寒，太苦则伤脾；兜涩不可太早，恐留滞余邪；淡渗不可太多，恐津枯阳陷"。这四个要点中，"津枯"指肠液亏耗，"阳陷"指肾阳不足。津枯阳陷，不惟因淡渗过多，久泻既伤肠液，又伤肾阳；清热、利湿、燥脾无不使津枯阳陷。故脾肾阳虚之久泄，附、桂不可过量或久用，宜温润之品，如补骨脂、淫羊藿、巴戟天、菟丝子等，既能温暖脾肾，又不伤肠液。

**4. 谨守病机**

陈姓患者，男，51岁，某铁路设计院干部。因慢性腹泻3年余，脘腹胀闷、隐痛，进行性消瘦，在某医院经纤结镜检查，见乙、降结肠约30cm交界处附近及乙状结肠距肛门25cm处各有大小不等5个以上息肉，电灼治疗困难。遂请王氏诊治。辨证属脾虚，气滞血瘀，兼夹湿热，坚持用健脾、理气化瘀、除湿法治疗半年后，临床症状显著改善，经纤结镜复查，多发性息肉只见有2个（直径为0.8cm、1.3cm），其余的消失。

按：中医接诊的疑难重症大多数是经西医检查诊断治疗过的，故询问病史时，病人每多首先述及在某医院经某种理化检查，诊断为某种病，如"疣状胃炎""结肠多发性息肉""乙肝"等等。王氏指出："西医诊断疾病，有各种理、化检查手段，能明确病因，系统、器官的机能状况，病理形态等等，中医也可以参考，甚至可作为中医药治疗某些疾病判断疗效的指标，但不能代替中医辨证，即使是中医的病名诊断，也离不开辨证。同病异治，异病同治，同在哪里，异在哪里？就在病机上。"王氏说："像这种疑难病，西医诊断是明确的，但如果不按辨证，中医就不知该从何入手治疗。所以，《内经·至真要大论》列出病机十九条，强调要'谨守病机，无失气宜'。不辨证就抓不住病机，也就不能指导立法施治。"王氏同时指出，对于某些疑难重症，明确西医诊断是完全必要的，特别是危重病，还需要中西医结合治疗。即使是一般疑难病证，明确西医诊断，对中医用药也有启发。

## 七、肠息肉

### 健脾理气、温化湿浊兼化瘀

陈某某，男，51岁。铁道部铁路设计一院2分院技术人员，住本市外环东路单位宿舍，1993年2月17日初诊。腹痛，腹泄，大便不调已10年。半年前（1992年7月10日）经省医纤维结肠镜检查，发现降结肠壁上有广泛性黏膜出血溃疡，并有直径在0.5cm×1.3cm息肉多个，明显可见者为10余个，确诊为"慢性结肠炎并多发性肠息肉"，并怀疑为早期癌变，患者拒绝手术切除，曾经省医、省电力医院等中西医保守治疗无效，而慕名前来就诊。现症：大便干稀不调或有干结，偶有黏液样便或出血，腹部隐痛，腹胀肠鸣，并有胃脘部胀闷不适，纳差口中发腻，神疲乏力，走路发颤不稳，四肢不温，喜热饮，睡眠尚可，据述曾患有"萎缩性胃炎"及黑便史，既往有烟酒嗜好，曾外出出差所经地方较广，生活无规律，面部黑瘦，脉濡软，舌淡苔黄腻而湿润，左下腹部有压痛。王老辨证属脾虚气滞兼夹湿浊瘀阻，治以健脾理气温化湿浊兼化瘀。方用香砂六君子汤、藿朴夏苓汤合方加减：泡参9g，白术9g，茯苓15g，法夏9g，陈皮9g，木香9g，砂仁6g，藿香9g，厚朴9g，薏苡仁20g，蔻仁6g，杏仁9g，泽泻9g，焦三仙各9g，鸡内金6g，川芎9g，甘草6g，10剂，煎水服。

二诊后即以上方为基本方连续使用，并加用丹参、桃仁、赤芍、延胡索、火麻仁、腹皮、杏仁等，前后共十七诊，服药60余剂，治疗时间历时5月。患者于1993年7月20日在贵医再次作纤维结肠镜检，对比原检查结果，肠息肉已基本消失，仅发现乙状结肠往上30cm降结肠部见0.3cm×0.5cm大小息肉两个。大便已完全正常，腹痛、腹胀消失，精神、饮食俱佳，仍用原方连服20余剂以善后。

本例为慢性结肠炎并发多发性直肠息肉，病程较长，症状较重，息肉数目多而分布广，为脾胃病变中典型的虚实兼夹病证，经王老以脾虚气滞夹湿浊瘀阻论治，用香砂六君子汤健脾理气，用藿朴夏苓汤化湿浊，以调理脾胃为主，并根据情况加用了活血止痛药物，取得了明显效果，经治半年左右，肠息肉已基本消失。说明王老对脾胃虚实病变特别是有各种兼夹情况的治疗经验丰富，其临床治验也较多，值得我们认真学习并进行总结。

## 八、顽固性胃脘痛

### 健脾和胃化湿，理气行瘀法

胃脘痛高某某，女，35 岁，贵阳建筑设计院技术员。

主诉：胃脘疼痛 8 年，加重 2 年。

现病史：因工作流动性大，生活不安定，饮食不规律，反复胃脘疼痛 8 年，加重 2 年。经胃镜检查，先后诊为"肥厚性胃炎""慢性萎缩性胃炎""返流性食管炎""胃下垂"。常用"胃仙优""三九胃泰""猴菇菌片""陈香露白露"等，效果不佳，且每因劳累，或外感，或饮食不慎而加重。近来情志不畅，胸脘痞闷灼痛，甚或呕吐，于 1993 年 6 月 18 日来本院门诊求治。症见胃脘及胸骨后隐隐灼痛，时或如针刺，嗳气频频，吞酸泛恶，脘腹饱胀，进食则胀甚，食少喜温暖，大便稀，神疲乏力，脉弦细，舌淡，苔黄腻。

辨证分析：饮食不调，劳累太过，情志不畅等综合因素损伤脾胃，胃气虚则纳少，失于和降；脾气虚则失运，故食则胀；水湿不化，便溏或泻；湿阻气机，升降反作，气滞血瘀。

诊断：胃脘痛（脾胃气虚，湿阻气滞夹血瘀）。

治法：健脾和胃化湿，理气行瘀。

方药：香砂六君汤、平胃散合方。

木香 9g，砂仁 6g，泡参 9g，白术 9g，茯苓 15g，法夏 9g，陈皮 9g，厚朴 9g，苍术 9g，佛手片 9g，香橼皮 9g，藿香 9g，川芎 9g，丹参 15g，白蔻仁 6g，大腹皮 9g，3 剂，煎服，嘱注意饮食规律，忌食生冷瓜果、辛辣和豆类。

6 月 23 日复诊：服药 3 剂后呕吐止，嗳气减少，仍有脘腹饱胀灼痛，食欲差。守前方加金铃子散、白芍，4 剂煎服。

7 月 14 日三诊：疼痛已显著缓解，但脘腹饱胀又加重，嗳气，口渴烧心。舌质转红，苔黄略腻，脉细弦。辨证为脾胃气阴两虚、胆胃不和，兼夹湿热气滞，拟益气阴，和降胃气，理气化湿。

方药：参苓白术散合黄连温胆汤加石斛、玉竹、玄参、麦冬。连服 14 剂后，全部症状消失。随访半年，胃脘痛未复发，体重增加 5kg。

〔评析〕本例患者病程较长，病情复杂，因胃脘痛反复发作，影响工作和生活，情绪低落。初诊用香砂六君汤、平胃散合方加味，疗效不够满意，第三诊辨证为气阴两虚，改用参苓白术散加石斛、玉竹、麦冬、玄参气阴双补，以黄连温胆汤清胆和胃，效不更方，取得满意效果。王氏学宗易水学派，善用甘温调补阳气，但也从实际出发，必要时也使用甘凉柔润养阴。认为脾喜燥胃喜柔润是相对的，脾气虚，胃气也常不足；胃阴虚，脾阴也常不足，脾阴胃阴不宜截然分开。

凡脾胃气阴两虚，常用参苓白术散合增液汤，或加石斛、玉竹、麦冬等味，疗效很好。王氏还认为，胃气上逆的原因很多，胆热不降是其中之一，常用黄连温胆汤清胆和胃。返流性食管炎多表现为胆热上逆，使胃失和降，即《内经》所谓"邪在胆，逆在胃"。黄连温胆汤适当加减，对返流性食管炎有较好的疗效。

# 第五节　脑系疾病

### 酚呋拉明减肥导致的神经衰弱

颜××，女，46岁，1992年9月16日初诊。近年因体胖，3月前连服酚呋拉明计400余片减肥，产生失眠、眩晕、全身浮肿、月经延期等症。停药后经服调经中药，除月经正常外，余症仍存，遂来求诊。现症：失眠眩晕仍重，面部浮肿，神疲乏力，纳差腹胀，咽喉不利，大便干燥，脉缓无力，舌红淡少津。证属过服减肥药后所致中气不足、气阴两虚，治宜调补气阴兼利咽喉。方用益气聪明汤合补中益气汤加减：炙黄芪15g，太子参、白芍、蔓荆、白术、陈皮、桔梗各9g，葛根、升麻、黄柏、当归、柴胡、炙甘草各6g，玄参、麦冬各15g，大枣3枚，生姜3片，5剂。服完药后已能入睡5～6小时，余症均减，仍按原方再服10剂。药服完后，诸症皆愈。

此病为服减肥药酚呋拉明导致的严重神经衰弱症。药物过量减肥，攻伐脾胃正气，导致浮肿、乏力、纳差均现，减肥使水津排出过多，加之气不化津，故阴也不足，出现失眠、眩晕、咽喉不利、便干、舌干少津等症。王老用益气聪明汤气阴两补，合补中益气汤、玄参甘桔汤以加强该方益气养阴作用，以治本为主，取得了较好疗效。近年来西药减肥风气较甚，化学药物过量减肥，易致神经衰弱、代谢机能紊乱等症，王老认为总属攻伐人体正气，易伤脾胃，抓住脾气不足，气阴两虚病机，灵活应用益气聪明汤治疗该病多例，积累了一定经验，均取得了较好疗效。

# 第六节　痹证

### 一、发掘三痹汤治风寒湿痹

（1）郑××，男，46岁，1951年12月22日初诊。患者就诊时由家属背扶而来，据述关节疼痛已20余年，常因气候寒冷变化而增剧，经多方治疗少效。兹值冬令，病又加剧。现诊：下肢膝、踝关节呈游走性疼痛，略有肿胀，肤色苍白，屈伸不利。面色㿠白无华，神气疲乏。脉浮紧，舌淡苔白。证属风寒湿痹，以通痹、行痹为主。治予温经散寒祛风，兼益气血，补肝肾。

处方：秦艽9g，防风9g，细辛3g，独活6g，川乌5g，草乌5g，麻黄6g，鸡血藤9g，当归6g，川芎9g，白芍9g，桂枝9g，党参15g，茯苓12g，黄芪20g，炙甘草6g，杜仲15g，续断15g，熟地15g，牛膝9g，另冲服蜂蜜少许，以解川、草乌毒性。上方服20剂后，患者下肢关节疼痛消失，肿胀亦退，行走已趋正常。

（2）戴××，男，68岁，1982年4月23日初诊。患者自述患关节疼痛和腰脊疼痛已10余年，每遇天气寒冷变化加剧。现诊：右下肢关节和腰脊疼痛甚剧，屈伸不利，神疲不振，肢体痠软无力，四肢欠温，脉沉迟无力，舌嫩苔白滑。证属老年痛痹，复兼肾督阳气虚衰。治予温经散寒，兼补肾督阳气。

处方：独活6g，秦艽9g，防风6g，细辛5g，桂心3g（研粉冲服），当归6g，川芎9g，白芍9g，熟地15g，党参15g，黄芪15g，茯苓12g，杜仲15g，续断15g，牛膝9g，鹿角霜9g，补骨脂9g，巴戟天9g，苁蓉9g，仙茅9g，炙甘草6g，上方服6剂后，复诊时患者自述右下肢和腰脊的疼痛已明显减轻，嘱患者续服6剂，服后疼痛已基本消失。因患者系外地而来，不便久留，要求带药回去泡酒长期调治。乃以此方6剂，嘱患者用白酒6斤，浸泡1周后用纱布过滤药渣后饮服，每晚饮酒1两。2个月后患者转告，病痛未见复发。

（3）陈××，男，16岁，1982年7月10日初诊。患者今年初夏起患上肢关节疼痛，在腕、肘关节等处较剧，且呈游走性疼痛，手指红肿，有灼热感，当时化验血沉为：125mm/h，经多方医治少效。现诊：除上述外，面色黯黄，脘闷纳呆，口渴喜饮，小便短赤，脉濡数，苔黄腻。证属热痹。治予祛风渗湿清热法。

处方：羌活6g，防风6g，升麻5g，葛根6g，鸡血藤9g，苍术6g，白术9g，南沙参9g，当归6g，生甘草6g，苦参6g，黄芩6g，知母6g，茵陈15g，猪苓9g，泽泻9g，银花藤12g，连翘9g。上方服10剂后，上肢关节疼痛已明显减轻，诊脉濡数稍平，苔黄腻亦减，唯肘、腕关节尚略有灼热感。乃于前方加入夏枯草9g，板蓝根9g，服6剂后疼痛已基本消失，肘、腕关节亦无灼热感觉。化验血沉为25mm/h。

按：痹证，是指人体肌表经络遭受风寒湿等外邪侵袭后，气血运行失常，因而引起肢体、关节等处疼痛、痠楚、麻木、重着等的一种疾患。为中医内科杂病中极为常见的一种病证。

痹证一般分成风寒湿痹和热痹两类。它的病机，早在《素问·痹论》中已经指出："风寒湿三气杂至，合而为痹也。其风气胜者为行痹；寒气胜者为痛痹；湿气胜者为著痹也。"宋代严用和《济生方》又进一步明确说明："……皆因体虚，腠理空疏，受风寒湿气而成痹也。"至于热痹，清代尤在泾在其所著的《金匮翼》中有说："府藏经络，先有蓄热，而复遇风寒湿气客之，热为寒郁，气不得通，久之寒亦化热，贝㤫痹爆然而闷也。"可见，患者素来体质的不同，乃是分别构成风寒湿痹与热痹的主要因素。

我对病久体虚的风寒湿痹，常以清代喻嘉言《医门法律》的三痹汤加以化裁。风寒湿痹患者，病久常兼肝肾虚损，气血不足。三痹汤，既有秦艽、防风、细辛、桂心、独活等药的祛风驱寒除湿，宣痹止痛；复有人参、黄芪、茯苓、甘草、当归、川芎、芍药、熟地、续断、杜仲、牛膝、生姜、大枣等药益气血，补肝肾，强筋骨，和营卫，增强抗病能力。治疗风胜的行痹，常于方中加入海风藤、鸡血藤、络石藤等药，以助活血祛风之力。根据个人经验，上述植物藤类药，善走经络，活血祛风，柔而不刚，颇有效果。治疗寒胜的痛痹，常于方中加入川、草乌或附片、麻黄等药，以助温经散寒之力。治疗湿胜的著痹，常于方中加入羌活、独活、苍术、苡仁等药，以助燥湿渗湿之力。根据个人实践，在运用上述化裁的三痹汤时，不论其偏于风寒湿何种病邪，如系病久体虚，均须坚持守方，要连续服用达 10～20 剂以上。如果因气候寒冷变化诱发而其病证加剧时，需加重方中药品的分量，才能挫其内外合邪之病势。对老年风寒湿痹患者，必须加入温补肾督阳气之品，如：补骨脂、巴戟天、鹿角霜、效蓉、仙茅之属。老年痹证患者，其肾督阳气常呈疲惫虚衰，所以其痹证延绵不已，如不加入温补肾督阳气之品，就难以取效。

## 二、发掘当归拈痛汤治热痹

刘某，男，44 岁，某中学教师。腰腿、背部、关节、肌肉疼痛 5 年，查抗"O"、类风湿因子均为（一），按风湿性肌纤维炎治疗，曾服用"强筋松""雷公藤片"及封闭治疗，时轻时重。近因工作劳累，疼痛加重，于 1993 年 6 月 23 日来就诊。除上述部位疼痛外，伴失眠，头晕，口苦，口渴，尿黄，脉弦滑，舌红，苔黄腻。辨证为湿热痹，治以清热除湿通痹，方用当归拈痛汤、四妙丸合方加桑寄生、鸡血藤、威灵仙等，服用 8 剂后，疼痛明显缓解。第三次复诊，因外感微恶风寒，遂改用蠲痹汤合四妙丸加味，服 3 剂后疼痛继续好转，惟口苦、口干、尿黄、心烦、睡眠不实、舌红、苔黄、脉弦，于 9 月 4 日复诊，复用当归拈痛汤加鸡血藤、海风藤、怀牛膝，连服 5 剂后疼痛消失，随访半年未复发。

按：我对热痹的治疗，常以金·张元素《医学启源》的当归拈痛汤化裁。当归拈痛汤的组成，是以羌活、防风、苍术、升麻、葛根等药透关利节，胜湿祛风，以苦参、黄芩、知母、茵陈、猪芩、泽泻等药苦以泄热，淡以渗湿；以人参、白术、当归、甘草等药培中土，理气血，而使上述苦寒药品不致伤胃。此方主旨，正如张氏自注所云："气味相合，上下分消，其湿气得以宣通矣。"其风胜而关节疼痛游走者，加海风藤、鸡血藤、络石藤等藤类药助其祛风通络。其湿胜而关节疼痛重着麻木者，则加滑石、防己、车前子等药助其清渗湿邪。其热盛而关节疼痛灼热红肿者，则加银花藤、连翘、夏枯草、板蓝根等助其清热解毒。

临床上热痹少见，湿热痹比较多，吴鞠通宣痹汤可选用，但疗效不如张元素当归拈痛汤。用当归拈痛汤治疗湿热痹，是王氏的独特经验，疗效卓著。笔者查阅各种内科学教科书，甚至最新最全的《中国痹病大全》，都未见有当归拈痛汤治疗湿热痹的记载。本方被淹没在浩瀚的中医文献中，被王氏发掘出来，用于治疗湿热痹，有功于易水学派的开山祖师张元素。当归拈痛汤是张元素代表作《医学启源》一书中"五行制方生克法"的第一首代表方（共两首，第二首是天麻半夏汤），由羌活、防风、升麻、葛根、白术、苍术、当归、人参、甘草、苦参、黄芩、知母、茵陈、猪苓、泽泻等 15 味药组成。该方药味较多，初看似乎杂乱无章，故很不引人注目，更不知其妙用。但只要细读张元素自注，就会对其疗效深信不疑了。"治湿热为病，肢节烦痛，肩背沉重，胸膈不利，遍身疼，下注于胫，肿痛不可忍。《经》云：'湿淫于内，治以苦温'。羌活苦辛，透关利节而胜湿，防风甘辛温，散经络中留湿，故以为君；水性润下，升麻、葛根苦辛平，味之薄者，阴中之阳，引而上行，以苦发之也；白术苦甘温，和中除湿，苍术体轻浮，气力雄壮，能去腠理之湿，故以为臣；血壅而不流则痛，当归身辛温以散之，使气血各有所归；人参、甘草甘温，补脾养正气，使苦药不能伤胃。仲景云：'湿热相合，肢节烦痛'。苦参、黄芩、知母、茵陈者，乃苦以泄之也。凡酒制药，以为因用，治湿不利小便，非其治也。猪苓甘温平，泽泻咸平，淡以渗之，又能导其留饮，故以为佐。气味相合，上下分消，其湿气得宣通矣。"王氏运用本方的经验是原方中的知母可视热之轻重，在肝胆抑或在脾胃，可易为山栀，还可加各类通络活血祛风药，如鸡血藤、怀牛膝、海风藤等，也常与四妙丸合用。

# 第三章　妇科疾病

## 第一节　分年龄段治功血

蒋某某，女，17 岁，中学生，住化工机械厂宿舍。患"功血"4 年余，历经使用黄体酮、睾丸酮及止血剂治疗，能控制出血，但不巩固，15～20 天又出血，开始量多，以后淋漓不尽，导致严重贫血（血红蛋白60g/L）。笔者按心脾两虚用归脾汤合二仙汤，兼顾脾肾，止血补虚疗效颇好，服20 余剂后，血红蛋白上升到 90g/L，惟不能建立正常月经周期，行经时间 5～15 天不等，量不多，但时止时来，淋漓不尽。改为补肾为主，用左、右归丸方去肉桂加细辛，在不出血时每月服 5 剂，出血时仍用归脾汤、二仙汤、胶艾四物汤、生化汤等。调治 4 个月后，月经周期建立（26～35 天不等），经量偏少，有腰痛。考虑贫血尚未纠正，可能经量偏少是一种代偿机制，故未予处理。一年后患者已工作，身体健康。

按：功血依据年龄段来论治，是王氏一大创见。王氏将年龄段分为青年、中年、老年，依据三个不同年龄段的体质等特征，论治功血病，获得较好疗效。妇女非行经期阴道不规则流血，来势急、出血量大为崩，来势缓、出血量少、淋漓不尽为漏。功能性子宫出血属于中医"崩漏"范畴。功血病发病率较高，发病机理复杂，月经周期紊乱，出血淋漓不尽，缠绵难愈，易复发，严重者需做子宫切除，中西医治疗都比较棘手。王氏根据妇女生理、生活特点，结合临床经验，提出中医中药治疗功能性子宫出血应在辨证的基础上，青少年重在补肾，中年人重在治肝，老年人重在健脾胃。

### 一、青少年重在补肾的原理及治法

《内经》谓女子"二七天癸至，任脉通，太冲脉盛，月事以时下，故有子"。女子青春发育期月经是否有规律按时而至，受"天癸"的调节，而天癸形成的先决条件是"肾气盛"，即肾阴、肾阳的充盛和相对平衡。肾阴、肾阳任何一方偏胜偏衰，均可影响天癸的形成；天癸不按期形成和消退，或天癸不足等，直接影响月经的周期性，从而使月经紊乱。肾又为封藏之本，主二阴，肾气不固或是肾阴亏虚、相火妄动，又直接影响月经的量、色、质。精血同源，肾阴亏虚，水不涵木，肝不藏血，也可导致崩漏。因此，对青少年功血重在补肾确实是十分重要的，即使中老年的功血，在调肝健脾的基础上，也应考虑兼以补肾。王氏常用的几种补肾法及其代表方是：

（1）滋补肾阴法：多用于肾阴亏虚，六味地黄汤、二至丸、增液汤。

（2）滋阴降火法：青少年功血多见阴虚火旺，知柏地黄汤、大补阴丸。

（3）滋补肝肾法：肝肾阴虚比较多见，杞菊地黄汤、二至丸。

（4）温补肾气法：肾气不固，肾阳偏虚，青少年比较少见，左右归（丸）、肾气丸。

（5）阴阳双补法：禀赋不足，肾阴、肾阳均虚，但各有偏重，二仙汤，左、右归丸（饮）。张介宾创制左、右归丸（饮）是本着"善补阳者，必于阴中求阳，则阳得阴助而生化无穷；善补阴者，必于阳中求阴，则阴得阳升而泉源不竭"的原则，故其方实有阴阳双补之妙，特别是方中血肉有情之品，为补精血、调阴阳的要药，至于附、桂之温而刚燥，可根据病情取舍。

### 二、中年人重调肝的原理及治法

肝主疏泄，藏血；冲为血海，任主胞胎，二脉起于胞中，联系肝肾。古人谓女子以肝为先天，故肝与冲任参与调节月经。35 岁左右的中年妇女，每多操劳，稍有不遂，情怀不开；或有隐私，难言于口；房劳太过，生育哺乳，人流手术等，均可损伤冲任，肾精亏虚，水不涵木等等。故中年妇女的功血病与肝的关系最为密切，特别是肝不藏血，肝郁气滞致瘀、化火最多。具体治法，当于前面肝气论治节中求之（略）。

### 三、老年人重健脾胃的原理及治法

脾胃为后天之本，气血之化源，能统摄血液。《内经》谓女子五七、六七，阳明脉衰少，面焦发白，继而（七七）任脉虚，太冲脉衰少，天癸竭，地道不通，故形坏而无子。《内经》又谓人年四十，阴气自半，当然，阳气亦自半，与现代医学上认为从 39 岁开始，生物学上开始退化衰老是一致的。女子 40 岁以后在生殖上是"老年"期，月经周期有所变化，经血稀少，逐渐过渡到更年期（近十多年来，妇女更年期有普遍提前的趋势）。《内经》谓阳明脉衰，就是指脾胃已虚弱，气血化源不足。中年妇女既多肝气病，则首先是乘脾犯胃。临床上 40 岁以后的妇女脾胃病比同一年龄阶段的男性发病率高。脾胃虚损，化源不足，则气不能摄血，肝不能藏血，心无所养，肾无所济，势必影响月经以时下，导致崩漏。因此，老年人（指生殖年龄的后期至更年期）功血重在治脾胃也是很重要的。

王氏治疗老年功血病最常用的是归脾汤、补中益气汤，其他治脾胃法，在治脾胃病经验中求之。王氏指出，青少年重治肾、中年重治肝、老年重治脾是基本原则，有时需要肾肝、肝脾、脾肾同治；同时要急则治标，来势急，出血量大者，止血为要，不管什么年龄，当治肾则治肾，当治肝则治肝；缓则治本，可运用上述治疗原则。

# 第二节　慎出奇兵治阴吹

女性患者刘某某，22 岁，某商店营业员，7 年前不慎从 2 米高处摔下地，头部及腰部受伤（诊断不详），经治后伤愈，又自觉阴道排气，颇有响声，如转矢气然，劳累或咳嗽则加重，于 1992 年

7月30日由其母偕同来请王氏诊治。患者形体消瘦，面色萎黄，精神不振，食少，易感冒，有慢性咳嗽，痰少，月经不规则，量少，腰酸软乏力，咳嗽或平卧则阴道排气益甚，响声大作，脉弱，舌淡红，诊断为"阴吹"，属肺、脾、肾交虚（气阴两亏），先用生脉散、补中益气汤、增液汤合方治疗，后用参苓白术散合六味地黄汤加杜仲、桑寄生、枸杞子、菟丝子等调治半年后，阴吹不再犯，体力与精神显著改善。

按：阴吹出自《金贵要略·妇人杂病脉证并治》，指阴中时有排气如矢气之状，甚或带有响声的证候。本身病程较长，或易反复，甚至很难康复，中、西药疗效均不很满意，病人体质都很差，又几经更医，中、西药迭进，攻补杂投，往往造成脏腑功能严重失调，气血亏虚，阴阳易倾难复，治疗不易立见效果。对于这类疑难病症，王氏主张缓缓图治，慎出奇兵。他指出：这类病人本虚为主，或本虚标实，常有至虚有盛候，大实有羸状的情形，辨证用药，差之毫厘，失之千里。这类病人愈病心切，每每要求医生把药下重点，甚至希望有什么妙药灵丹，药到病除，若见服药三五剂不效，易丧失信心。因此，医生要给病人耐心解释，以利配合治疗，还要胸有定见，方随证变，更要有方守方，缓缓图治，原则上补虚宜缓，祛邪务速。但要慎出奇兵，不要无把握地凭侥幸，以冀出奇制胜。古人说，用药如用兵，兵者凶器也，不得已而用之。如果不掌握这类病症的特殊性，欲速则必不达。其结果是"粗工凶凶，以为可攻，旧病未已，新病复起"。补之亦然。临床上每见到不少慢性疑难病症坚持治疗半年左右，服药近100剂后，不但患了十余年的病治愈，而且体质健旺，精神充沛。

# 第三节　产后发热

吴某某，女，26岁，住贵阳市观水路111号。

主诉：低烧1周。

现病史：产后45天，多汗，畏寒，食少，且恶露未尽。1周前因洗冷水受凉，先恶寒，继而往来寒热，多汗而皮肤湿冷，于1993年7月14日来诊。查体温38.5℃，血象：白细胞5.5×10$^9$/L，中性80％，淋巴细胞20％。症见往来寒热，少腹坠胀隐痛，不思饮食，动则汗出，舌淡，苔薄白，脉弱。

辨证分析：产后气虚血少，营卫不调，腠理不固，复感受寒邪，本恶露未尽，邪高痛下，是正虚邪实。

诊断：产后发热（表卫不固，寒客太少）。

治法：益气固表，和解太阳少阳。

方药：玉屏风散、桂枝汤、小柴胡汤合方。3剂煎服。忌生冷饮食。

1993 年 7 月 16 日二诊：服药后冷汗明显减少，往来寒热减轻，但口干，便秘。继用前方加玄麦甘桔。3 剂煎服。

1993 年 7 月 21 日三诊：已不发热（体温正常），自汗而不湿冷，但仍怕风，少腹仍坠胀。方用补中益气汤、生脉饮合方加桃仁、红花、川芎、赤白芍。服 5 剂后，不再发烧，恶露尽，少腹坠痛也消失。

〔评析〕产后气血亏虚，腠理开泄，汗出湿冷而易感外邪。今寒邪客于太、少两经，营卫失调，枢机不利。故用玉屏风散益气固表，托邪外出；柴胡桂枝汤两解太、少之邪，方中寓黄芪建中汤意，亦甘温除热法。服药后口干、便秘，乃甘温剂的通常反应，不可以为病属实热，犯苦寒清下之误，王氏用玄、麦以兼制其温燥，很得法度。少腹坠胀隐痛，是中气不足，兼夹血瘀（恶露未尽），补中益气汤甘温除热，宜于虚人外感；合桃红四物汤养血祛瘀，配伍得当，切中病机。

# 第三篇　吴光炯医案选读

## 吴光炯教授治病经验简介

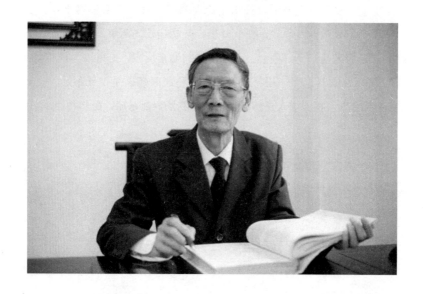

吴光炯（1942—），主任医师，教授，首届全国名中医，国家第四、五、六批全国继承老中医药专家学术经验指导老师，成都中医药大学特聘博导。主要著作：《医学学派的继承者和创新者王祖雄》《吴光炯学术经验传承集腋》，发表论文数10篇。

吴光炯从医近50余年，临床以中医中药为主，中西医结合诊治内科、儿科、妇科等疾病，尤其对胃肠道疾病的诊治有丰富经验。在治疗内科疾病如功能性胃肠病、代谢综合征、老年综合征和肿瘤根治术后的支持治疗上获得突破性的疗效；在儿科方面运用肺脾同治思想在小儿呼吸道感染的治疗上疗效显著；在妇科方面的经带胎产诸证、不孕症、多囊卵巢等也取得显著疗效。在学术思想方面，吴氏主张多学科、跨学科地研究中医中药，科学、合理地应用中医中药；以人为本，疗效第一；与时俱进，无条件服从现实逻辑的权威。针对人体这个复杂系统，其病时每多因多果、一因多果的特点，吴氏提出复杂性思维临床诊疗模式以及在和合思想指导下的处方用药原则等，从而提高了中医中药的临床疗效。现摘要简介如下：

## 一、复杂性思维临床诊疗模式

针对人体这个复杂系统，其病时每多因多果、一因多果的特点，吴氏提出复杂性思维临床诊疗模式，来解决这一问题。《内经》有一著名论断就是："出入废则神机化灭，升降息则气立孤危。"

升降出入的特征，实际上认识到人体与外环境之间，是一个开放系统；人体内部之间，有很多子系统构成，由此可见，有机体是一个复杂系统。在有机体生命历程来看，人出生后就不断从环境中摄取营养，不断发育成长到中年（通常是 39 岁为止），在没有重大疾病的前提下，增加的是负熵；40 岁以后直到衰老死亡，熵逐渐增加直到最大—热量全部耗散后，就意味着死亡。这就是古人为什么说小儿是纯阳之体，少年血气方刚忌在斗，中青年血气旺盛忌在色；人到中年，就应该重视"中兴"之治了（张介宾《传忠录》）；60 岁以后无肉不饱，七八十岁之人无棉不暖，90 岁以上的老人，即使有儿孙伴睡（受当时经济技术条件的限制，穿衣吃饭都成问题，更没有暖水袋、电热毯了）都说冷。吴光炯老师针对人体这个开放系统所建构的复杂性思维临床诊疗模式，也充分体现在他诊治脾胃（肠）疾病的思路和方法中。临床复杂性思维诊疗模式的核心内容是辨病—辨人—辨证的有机结合。吴老师强调的从辨病到辨人再到辨证的思路和方法，利用中西医近百年来的互渗互补，实现优势互补。同样一种病，发生在不同的时间、空间和不同的个体身上，可能出现较大的差异，治疗方案也随之不同。因此，辨人所强调的是个体化原则。辨人是非常复杂的，在辨认时，体质、人情、心理、性别、年龄、民族、籍贯、职业等均是需要考虑的因素。中医辨证的方法很多，如病因、体质、方证、六经、脏腑、三焦等等。吴老师认为，八纲辨证是核心，其他任何一种辨证方法都只是一个基本框架。在模式中，吴老师仅以八纲辨证为例，说明辨证要尽量做到定量研究与定性研究相结合的所谓混合研究方法，这也是研究复杂性问题的最新进展。既然辨证是针对病人的，还必须考虑到对立事物、复杂事物的运动变化趋势，如表与里、寒与热、虚与实、阴与阳的彼消此长、此涨彼落，甚至有表复有里，寒热错杂，虚实并见的无序状态。吴老师复杂性思维临床诊疗模式指导下，有望开启研究中医之门，真正做到与时俱进的现代中医师。

## 二、和合思想指导下的处方用药原则

吴光炯老师把道家和儒家经典中的和合论思想与中医经典紧密联系起来，发现中国传统文化中的和合论思想对中医学理论和实践的影响很大，从而提出中医和合论。《黄帝内经》把调和、调节阴阳，使之和谐统一以生万物看成是最高的、最理想的法度。对阴阳如是，五行的亢害承制亦如是，人体内环境稳定如是，人与自然、社会等亦如是。基于这个原则，脏与腑和合为表里，脏腑与五官、五体和合为内外；营与卫要和合，气与血要和合，形与神要和合，人与大自然要和合，人与社会要和合，等等。也就是说，和合是整体论、互动观的思想。"合"的反义词是离，是分离，是决裂。《黄帝内经》有"阴阳离决，精气乃绝"之论，有"阴阳离合论"名篇。"和"字还没有找到一个恰当的反义词，但这并不要紧，《黄帝内经》把"病"看作"和"的反面，如说"气相胜者和，不相胜者病"（《素问·气交变大论》）。可见和是正常生理状态，不和就是病。中药复方配伍时讲究"七情合和"，也就是要服从"保合太和"的有序性。他指出，一部《伤寒论》从疾病的发生、发展和转归到治法方药都体现出和合思想，而且主要是在诊治胃肠病上。如桂枝汤证的营卫不和，大小柴胡汤证的表里不和，泻心汤证的寒热虚实不和，承气汤证的腑气不和，等等。单味中药本身就是多成分的，如人参的成分就有 100 多种。按七情合和配伍后即使是药对，也不是"1+1=2"，而是"1+1＞2 或 1+1＜2"的问题。一首小柴胡汤由 7 味药组成，其成分和效应就极其复杂了。这是中医一方能治多种病症，经加减化裁后能治更多疾病的实质。

吴老师运用成方，从药对开始分析，重视升与降、浮与沉、补与攻、收与敛、寒与热、辛与苦、润与燥等七情和合关系，到参考中药及其复方药化、药理的现代研究成果，尽量做到方证对应、药病对应。很多成方都是由小方、基础方合方加减而来，例如治疗气滞血瘀的血府逐瘀汤，是由四逆散、桃红四物汤加桔梗、牛膝而成；清瘟败毒饮由水牛角地黄汤、黄连解毒汤、白虎汤、增液汤 4 个小方合方加减而成。因此，吴老师指出，小方才能合，相互不矛盾的方才能合，有公共药的方最好合。临床见一个门诊病历，病人主诉唇口肿痛、大便溏泻、下肢水肿，医生在治疗栏写的是玉女煎、补中益气汤、实脾饮合方加减。这是典型的不合理合方，不能达到和合的效果。吴老师时刻强调，用成方难就难在加减，妙也妙在加减。而加减处方的门径就是运用和合论思想，熟记小方的基础上，从而可以摸索出处方加减的方法。

### 三、构建脾胃（肠）病病因病机模式

吴老师在他老师从脾（胃）气虚—气滞—湿阻论治脾胃病的启发下，通过用中西医比较的方法研究，发现《内经》中对脾胃肠解剖生理的认识宏观上与现代西医学的胃肠道大体接近。脾胃运纳升降、气机运行与水湿运转失调是脾胃（肠）病证中相互关联的三个环节。抓住这三个相互关联的环节后，运用多学科知识跨学科研究，总结出一个脾胃（肠）病证的病因病机模式。进一步对脾胃的生理、病理、病机和治疗提出新的见解，将脾胃（肠）虚或实、气滞、湿阻，这三个环节相互关联、相互影响的规律进一步系统化。

脾胃病最常见的表现是倦怠乏力、食欲差、进食少、呕吐、嗳气、脘腹饱胀或胀痛，大便不调，舌象改变等。所有这些证候都与脾胃（肠）虚或实致不纳、不化、不运有关；脘腹饱胀、胀闷、疼痛是气滞的表现；腹胀疼痛，泛恶欲吐，纳呆，口淡不渴，便溏或黏等是湿邪为患的表现。引起气滞的原因很多。胃肠本身就是多气的管腔器官，嗳气、矢气就是证明。由此也证实脾胃（肠）虚或实、气滞、湿阻是脾胃病的病机关键所在，此三者之间又相互关联，形成恶性循环，治疗脾胃当从调理此三环节入手，使之形成良性循环，从而达到治疗的目的。

吴老通过分析古方，发现古人在诊治脾胃病，也同样注重这三个环节。他分析发现香砂六君汤、参苓白术散、资生健脾汤、七味白术汤、大小柴胡汤、温胆汤系列方、三个泻心汤、承气类方等治疗脾胃病的方都是考虑到这三个相互关联环节组方的。基于以上理论认识，吴老在消化系统疾病，凡辨证属于脾虚证或虚中夹实证者，非常重视益气健脾，常选用含有参、芪、术、甘之类益气健脾药的成方，如六君子汤、理中汤、橘皮竹茹汤、枳术丸、七味白术散、资生健脾丸、补中益气汤、黄芪建中汤，等等，经合理加减化裁后运用，每多实效。若遇辨证确有脾虚，但屡用益气健脾汤不效者，则考虑到脾病及肾，脾肾两虚，遂在益气健脾基础上，加补益肾气之品，如补骨脂、淫

羊藿、巴戟天、菟丝子、枸杞子、蛇床子之类；脾肾阳虚之重证，也可酌用桂枝、附子。水湿痰浊的治法就比较复杂，湿有湿热、寒湿之分，湿与寒热孰多孰少之别，当于温病学中求之；痰也有痰热、痰湿、痰饮之分，痰热宜小陷胸汤、痰湿宜和胃二陈汤、痰饮宜苓桂术甘汤等，此其大略。治痰的方药很多，还有三子养亲汤、瓜蒌薤白半夏汤、涤痰汤等等。气滞者，不能单独用木香顺气丸、木香槟榔丸之类专于行气的方药，嫌其克伐太过，易伤脾胃。一般是在补益脾胃、除湿化痰方中酌加木香、枳实、槟榔、青皮二、三味即可，可仿以香砂六君子汤，资生健脾丸，七味白术散配伍法。脾失健运有因阳明结热化燥者，承气汤类方疗效肯定，其中大黄是最重要的肠动力药，但不要久用重用，否则反而阻碍肠动力。

## 四、药法轻灵

吴老师从师承和多年临证认识到，由于中药剂型的局限性，无论是汤剂，还是膏、丹、丸、散，绝大多数还是口服给药，首先要经过胃肠道即所谓"首过效应"，有些药物还要经过胃肠道的代谢转化。因此，即使在通常情况下都会或多或少地影响胃肠道的功能、菌群失调、消化液的分泌等，如果配伍不当或用量过大，或过补过攻等等，首先受到影响的还是胃肠功能。吴老认为平淡之品有奇功，他列举江南名医医案中，每多用药平淡而获奇功者，这与地域方宜有关。但若拘于地域方宜而不因人因病制宜，又显然是错误的。吴老从多年诊治疾病过程中，观察到自己虽然居处云贵高原，也每用平淡之品，而获得较好的疗效，挽回一些危重病证。吴老常说，辨证得当，可达到重剂轻投获奇效的效果。已故名中医蒲辅周先生说："用药剂量不宜大，我年轻时读叶天士《临证指南医案》，看到他用药甚轻，多年后才理解，人病了，胃气本来就差，药多了加重其负担，反而影响吸收，这是很有道理的。"有些危重病人正虚而受不住大补，邪实而经不起克伐；有些疑难病症往往病急乱投医，"粗工凶凶，以为可攻；故病未已，新病复起"。对于这类病人，或攻或补，方药虽对证，也应重剂轻投，缓缓图之。对于味厚之品，若味厚轻煎亦可收良效。吴老治病，凡投以味厚之方药，无论是攻是补，每嘱患者先用温水浸泡药物 1 小时左右，以减少煎煮时间，且加水稍多，不可久煎浓煎。病情特殊者，则嘱用开水泡服也收良效。有些病人愈病心切，每将汤剂久煎浓煎，以冀取速效。殊不知久煎浓煎，可使有些药物的有效成分挥发或破坏，有些药物的苦味素被煎煮出来；还有些药物久煎浓煎则味厚，均有伤胃气或药过病所。故中药汤剂久煎浓煎弊多利少。味厚方药轻煎或泡服可收良效，与重剂轻投有本质的区别，但又同属于轻取法。

# 第一章　内科医案

## 第一节　感冒

（1）患者王某，女，32岁，工人。

初诊：2013年4月8日。患者平素体健。就诊前1周，因受凉后出现咽干、咽痛，伴咳嗽，无咳痰。自服"快克"后，咽部症状稍缓。就诊时咽部有梗塞感，无疼痛及咳嗽、咳痰。伴腹部胀满不适，大便干结，5日未解。饮食，小便可。无恶寒发热，汗出、胸闷、胸痛等症。诊查：咽部红，无扁桃体肿大。舌质红，苔黄、脉数。中医辨证：肺胃积热。治则：宣肺清胃泄热。方剂：加味凉膈散。拟方：薄荷6g（后下），连翘15g，黄芩9g，栀子9g，甘草9g，桔梗10g，大黄6g，芒硝6g（冲服），僵蚕10g，玄参15g，麦门冬15g，芦根20 共5剂，水煎内服，每次300mL，每日3次。

患者服用2剂后大便已下，每日2～4次，嘱其继续服用，5剂服完，电话告知咽部梗塞感消失，腹部胀满缓解，大便稍软通畅。

按：患者青年女性，平素体健，感受外邪后发病，病程短，病情急，属于实证。感受外邪肺卫首当其冲，卫表失和，故咽痛。外邪未及时祛除，入里传入阳明，故有腹部胀满不舒，大便干结不下。方用本方所治之证，属上、中二焦积热所致，病位在肺胃。方中重用连翘清心肺，解热毒，是为主药。配黄芩清心胸郁热。山栀子泻三焦之火，引火下行。薄荷、僵蚕解表透热。用朴硝、大黄荡涤胸膈积热，是借阳明为出路，以泻下而清澈其火热。玄参、麦冬、芦根增液以补阴，使下不伤正。甘草，既能缓消大黄峻泻之力，又可调和脾胃。全方使积热上从肺得以宣发，下从大肠得以泻出。吴老强调临床辨证，应思路清晰，凉膈散给我们提供了临床用清泻二法治疗实火的一个思路。

（2）患者刘某，男，42岁。

初诊：2013年2月28日。受凉后出现咽喉干涩不适、咳嗽、咳痰、喷嚏、少汗。无恶寒发热、鼻塞、流涕、身痛、腹痛、腹泻等症。既往体健，否认其他疾病史。诊查：形体壮实，舌质红，苔少，脉浮数。辨证：感冒（肺胃郁热）。治则：解表清里。方剂：葛根芩连汤合银翘马勃散。拟方：葛根15g，黄芩9g，黄连9g，银花15g，连翘15g，马勃（包煎）15g，射干12g，甘草9g，蝉蜕10g，僵蚕10g，桔梗10g。共5剂，水煎内服，每次300mL，每日3次。1周后遇患者，就诊症状已愈。

按：葛根芩连汤出自《伤寒论》太阳病上篇。原文为："太阳病，桂枝证，医反下之，利遂不止。脉促者，表未解也；喘而汗出者，葛根黄连黄芩汤主之。"主要为治疗协热下利之方。银翘马勃散为《温病条辨》具有清热利咽作用。该患者无感冒后腹泻症状，吴老师为什么把葛根芩连汤与银翘马勃散合用，并能取得这么好的疗效，实在令人费解。吴老师解释说："那是因为你们对《伤寒论》葛根芩连汤原文理解不到位所致。葛根芩连汤实际为清热和胃之剂，可将在里之热邪下之，并祛除病邪于体外，且葛根疗肌解表优于柴胡，有表里双解之效。该患者体壮，舌质红，苔少，脉浮数，具有里热之证，故即使无下利症状，也可使用。银翘马勃散则通过辛凉解表，清热利咽，使在表之邪得解。两方合用，使病邪外从表解、里从下解。使邪去正安。"吴老师擅长合方，但常常是将具协同作用的方合用。有经方合经方，如小柴胡汤合小陷胸汤；也有经方合时方，该患者就是经方合时方的典范。

（3）患者罗某，女，32岁。

初诊：2013年3月15日。受凉后出现鼻塞、流清涕、流泪、喷嚏、咽痛、少咳、多痰、怕冷、多汗症状。无发热、身痛、咯血、潮热、盗汗、心慌、水肿、腹痛、腹泻等症。既往有血糖升高史，目前血糖控制可，否认其他疾病史。诊查：形体偏胖，舌质红，苔黄少，脉浮数。辨证：感冒（风热犯肺）。治则：疏风清热，宣肺化痰。方剂：麻连赤小豆汤。拟方：麻黄6g，连翘15g，赤小豆30g，桑皮15g，杏仁12g，僵蚕10g，蝉蜕10g，黄芩10g，甘草9g，桔梗10g，前胡12g，大贝母15g，生姜5片，鱼腥草50g。共5剂，水煎内服，每次300mL，每日3次。因患者带家人就诊得知，服用上方后病愈。

按：麻连赤小豆汤出自《伤寒论》第262条，原文说："伤寒，热瘀在里，身必黄。麻黄连翘赤小豆汤主之。"为治疗瘀热在里之黄疸病变。吴老抓住瘀热在里之病机，将麻连赤小豆汤扩展到治疗感冒、咳嗽、哮喘、水肿、皮肤瘙痒等疾病。

吴老用麻连赤小豆汤辨证要点：首先是伤寒，就是感受外邪后，有外邪束肺、卫表不宣症状，如发热、恶寒、鼻塞、喷嚏、流涕、咽痛、咳嗽等症。其次是有瘀热在里之症，或是新发瘀热在里，或是宿疾瘀热在里，如有过敏性体质或鼻炎、哮喘、慢性支气管炎、糖尿病、肾病、肝胆疾病等。该患者有糖尿病病史，瘀热是宿疾，又有肺卫失宣的表现。符合老师用该方的要点。

治疗感冒方药较多，《伤寒论》中，未提及可治疗伤寒表证，临床老师用麻连赤小豆汤治疗感冒很多，疗效高于其他治疗感冒的解表方剂。吴老师常把此方与升降散合用，疗效远比银翘散、桑菊饮好，特别对感冒、变异性鼻炎有过敏反应者最为适宜。

（4）患者李某，女，67岁。

初诊：2013年3月20日。患者受凉后出现怕冷、咳嗽、无汗、心慌、口干、恶心欲吐、夜间头痛，饮食欠佳，二便正常。无发热、咳痰、胸痛、腹痛、腹泻、泛酸、呃逆等症。既往体健。诊查：形体偏瘦，舌质红、苔黄腻，脉浮数。辨证：感冒（邪犯三阳）。治则：解表清里。方剂：柴葛解肌汤加减。拟方：竹柴胡12g，葛根15g，羌活15g，防风12g，当归15g，白芷15g，苍术

15g，生石膏 30g，黄芩 10g，川芎 15g，甘草 6g。共 4 剂，水煎内服，每次 300mL，每日 3 次。

二诊：2013 年 3 月 27 日。就诊症状：患者已无咳嗽、无汗、口干、恶心欲吐、夜间头痛症状。目前诉头昏、耳鸣、怕冷，饮食改善，二便正常。无发热、视物旋转、咳痰、胸痛、腹痛、腹泻、泛酸、呃逆等症。诊查：形体适中，舌质红、苔薄黄、脉浮数。辨证：感冒（邪热上扰）。治则：清解邪热。方剂：翘荷汤合九味羌活汤加减。拟方：连翘 15g，薄荷 9g（后下），黄芩 10g，生地 20g，羌活 15g，白芷 15g，苍术 12g，防风 12g，细辛 5g，栀子 9g，甘草 9g，麦门冬 15g，生姜 5 片 g。共 4 剂，水煎内服，每次 300mL，每日 3 次。患者复诊时上症尽除。

按：根据患者病史、症状考虑伤寒病，可从六经辨证，患者年老，腠理不固，感受寒邪后，未能及时得到祛邪，使寒邪部分流连在表，因正不胜邪，部分邪气传入阳明、少阳，并郁而化热。故出现太阳、阳明、少阳同病。怕冷、咳嗽、无汗为邪在太阳之症。心慌、口干、恶心欲吐、夜间头痛，饮食欠佳为邪在少阳阳明之症。应患者年老体弱，又有心慌，为避选麻黄，故吴老选用葛根、羌活、防风、白芷、川芎辛温解表，选用柴胡、黄芩清少阳之邪，石膏清阳明之热，当归防止年老营血不足有扶正之意，甘草防胃气受损。全方表里同治，使在表之邪从上解，在里之邪从下出，半表半里之邪从表里双解。

复诊时患者遗留头昏、耳鸣、怕冷，考虑余邪未清，上扰清窍。患者口干、舌质红、苔黄、脉浮数考虑热邪上犯，故予翘荷汤清解余热，九味羌活汤辛温通窍，寒温并用，各司其职，加麦冬防辛温损伤津液。吴老辨证论治强调体质因素。如该例患者素体偏瘦，体质偏于阴虚体质，麻黄辛温伤阴，老年患者应慎用。若因病情需要使用辛温之剂，应酌情加用养阴之药，防治药物损失正气。柴葛解肌汤应与柴胡葛根汤相鉴别，但临床运用时通过加减，两方常出现交叉。吴老师强调柴葛解肌汤重在解三阳之郁热，柴胡葛根汤重在解表清里。

（5）患者黄某，女，59 岁。

初诊：2014 年 5 月 19 日。因受凉后出现咳嗽、咳痰，伴头痛、鼻塞、流清涕、有汗，饮食欠佳，睡眠差，大便不成形、小便可。既往体健。诊查：咽红，扁桃体不大，双肺未闻及干湿啰音。舌质红、苔薄、脉浮。辨证：感冒（风热外感）。治则：解表清热，化痰止咳。方剂：麻连赤小豆汤加味。拟方：麻黄 6g，连翘 15g，赤小豆 30g，杏仁 10g，黄芩 10g，桑白皮 15g，僵蚕 10g，蝉蜕 10g，大贝母 15g，桔梗 10g，甘草 9g，苏梗 9g。共 4 剂，水煎内服，每次 300mL，每日 1 剂。服完上方 4 剂就诊症状即愈。

按：吴老擅长博采众方，并擅长研究和创新，大大扩大了一些经方或时方的适用范围。中医治疗感冒，治疗原则是解表祛邪，对于风热感冒，内科学中予银翘散或桑菊饮加减治疗。而在临床实践中，辨证为风热感冒予银翘散或桑菊饮治疗，收效甚微。麻连赤小豆汤出自《伤寒论》，用于治疗伤寒瘀热内郁患者，吴老指出：麻黄连翘赤小豆汤是表里双解方，方中包含有三拗汤，能解表止咳平喘，赤小豆、生梓白皮（现用桑白皮代）、连翘清热解毒。因受温病学派视麻、桂为炸毒的影响，本方因有一味麻黄而不敢用于温热病。但实践反复证明，本方用于上、下呼吸道急性感染性疾病的发热、咳嗽、哮喘非常有效，还有良好的抗过敏及缓解气管、支气管平滑肌痉挛的作用。因此，吴老将其用于感冒表寒里热证，症见喷嚏、流泪、鼻塞、流涕，或见发热、口渴等有过敏症状的患者，疗效大大提高。该患者4剂，就诊症状即消失，充分体现了中医中药的魅力。

（6）周某，女，50岁。

初诊：2015年6月12日。外感半月，干咳夜甚，咽痒，咽部异物感，胸闷、乏力，多汗，自觉发热（体温不高），口干苦，身酸痛，大便偏干。近期工作忙、压力大，停经2月。诊查：精神委顿，舌嫩红胖，苔黄，脉细。辨证：气虚外感。治则：扶正祛邪，益气解表。处方：参苏饮。拟方：苏叶12g，泡参30g，炒苏子10g，杏仁12g，葛根15g，茯苓20g，前胡12g，桔梗10g，黄芩10g，银花20g，大贝15g，枇杷叶15g，甘草9g。共5剂，水煎服，每日1剂，分3次温服。后因更年期综合征就诊于吴老师诊室，经追问服药4剂诸症缓解。

按：参苏饮出自《太平惠民和剂局方》，由人参、紫苏、陈皮、枳壳、前胡、半夏、干葛、木香、甘草、桔梗、茯苓等组成，具有益气解表，理气化痰之功效，主治虚人外感风寒，内有痰湿证。方中苏叶辛温，归肺脾经，功擅发散表邪，又能宣肺止咳，行气宽中，故用为君药。臣以葛根解肌发汗，人参益气健脾，苏叶、葛根得人参相助，发散而不伤正。半夏、前胡、桔梗止咳化痰，宣降肺气；木香、枳壳、陈皮理气宽胸，醒脾畅中；茯苓健脾渗湿以助消痰。如此化痰与理气兼顾，既寓"治痰先治气"之意，又使升降复常，有助于表邪之宣散、肺气之开合，七药俱为佐药。甘草补气安中，兼和诸药，为佐使。诸药配伍，共成益气解表、理气化痰之功。本方有两个特点：一是散补并行，则散不伤正，补不留邪；二是气津并调，使气行痰消，津行气畅。吴老师临证使用该方常不拘于是否为风寒外感，主要抓住肺脾两虚基础上外感，或外感挟痰湿，故常用于气虚外感者，或兼挟痰湿者。吴老在应用参苏饮时，常易党参为泡参，益气不碍邪；因有些木香含马兜铃酸，除非病情需要，否则一般不用；常加炒苏子合苏叶以降气；如脾虚明显，加白术有四君子之意以健脾益气；如痰湿重，加炒苏子、杏仁以宣肺利气化痰；如有炎症，加黄芩、银花以清热解毒消炎；如有饮食停滞，加连翘、神曲等。临床上应用广泛，加减灵活，真正体现了丹波元坚所说的"盖用方之妙，莫如于加减；用方之难；亦莫如于加减"。

# 第二节　咳嗽

（1）患者：陈某，男，69岁。

初诊：2013年10月26日。因反复咳嗽、咳痰半年，伴口干、口臭、多饮、多尿，时有进食后饱胀感而就诊。患者自半年前受凉即出现咳嗽、咳痰，就诊于中西医医院数十次，口服多种药物及输液治疗均无好转，倍感困惑。曾多次照片排除结核及占位性病变。食欲可，大便正常。既往有高血压、高血脂、高尿酸病史。尿酸目前为 678.20μmol/L，甲状腺球蛋白 8.08mmol/L，胆固醇5.37mmol/L，血糖 6.35mmol/L。诊查：患者形体肥胖，舌质红、苔黄厚微腻，脉濡数。辨证：咳嗽（痰浊内郁）。治则：健脾除湿，化痰止咳。方剂：茵陈胃苓汤。拟方：茵陈 15g，厚朴 12g，猪苓 20g，泽泻 20g，白术 20g，陈皮 12g，丹参 15g，大贝母 20g，法半夏 10g，苍术 20g，大枣 15g，豨莶草 20g，滑石 40g（包煎）。共 5 剂，水煎内服，每次 300mL，每日 3 次。

二诊：2013 年 10 月 31 日。患者咳嗽、咳痰明显好转，口干、口臭、多饮、多尿明显改善。诊查：患者形体肥胖，舌质红、苔薄黄微腻，脉滑。辨证治则同前。继用茵陈胃苓汤 5 剂治疗。

1 周后三诊时，患者咳嗽、咳痰症状已经完全消失。因口干、口臭、进食后腹胀而继续就诊。

按：肺为娇脏，外合皮毛，内为五脏之华盖，主气司呼吸，易受内外之邪侵袭，肺脏功能失调是咳嗽发生的关键所在。《医学三字经·咳嗽》说："肺为脏腑之华盖，呼之则虚，吸之则满，只受得本然之正气，受不得外来之客气，客气干之则呛而咳矣，只受得脏腑之清气，受不得脏腑之病气，病气干之亦呛而咳矣。"吴老是真正抓住了辨证论治的精髓。通过四诊及现代的检测手段，明确了患者为代谢综合征，中医辨证为痰浊阻肺。痰浊水饮不去，则咳嗽不止。并采用了使痰浊水饮从小便而走的方法，使肺脾功能得到恢复。达到了"不为止咳而止咳"的目的。

（2）患者周某，女，50 岁。

初诊：2013 年 2 月 10 日。目前有头昏，咽喉部有异物感，间歇性咳嗽，咯少许黏痰，偶有胸闷，饮食、二便正常。无恶寒发热、胸闷腹痛、腹胀、泛酸、呃逆等症。患者既往有反复白细胞下降病史，已停经 1 年。诊查：体瘦，舌质红，苔薄黄少，脉细数。辅助检查：1 月前因体重下降，做胃镜检查提示慢性非萎缩性胃炎，食管增生，胆汁反流。辨证：咳嗽（痰热阻胃）。治则：清热化痰和胃。方剂：小陷胸汤合桔梗、甘草。拟方：黄连 6g，法半夏 12g，瓜蒌皮 15g，大贝母 15g，桔梗 10g，甘草 10g，薏苡仁 30g，土茯苓 30g，生姜 4 片。共 5 剂，水煎内服，每次 300mL，每日 3 次。调理：嘱患者进食宜"暖、软、缓"。

二诊：2013 年 2 月 16 日。就诊症状：自觉头昏、胸闷明显改善，咽部异物感、咳嗽、咳痰均有减轻。饮食、二便无异常。诊查：体瘦，舌质红，苔薄白，脉细。辨证：痰热气逆。治则：清热化痰，健脾和胃。方剂：小陷胸汤合桔梗、甘草、枳术丸。拟方：黄连 6g，法半夏 12g，瓜蒌皮 15g，枳壳 12g，桔梗 10g，甘草 10g，白术 20g，蒲公英 15g，生姜 6 片，当归 15。共 5 剂，水煎内服，每次 300mL，每日 3 次。

三诊：2013 年 2 月 26 日。自觉头昏、胸闷、咽部异物感、咳嗽、咳痰症状完全消失。因为该病人是胃食管反流、喉咽反流所致的咳嗽，故嘱患者进食注意"暖、软、缓"，以保护食道，定期复查。

按：吴老很早就注意到一些肺系疾病，单纯从肺或从与肺系疾病相关性大的脾、肾、肝论治，疗效不尽满意，尤其是胃食管反流性疾病引起的咽、喉、气管的病变，应考虑另寻蹊径。因此，老师想到了《伤寒论》的结胸证和大小陷胸汤，这个"胸"字提示我们应该了解胸中有哪些主要的器官和疾病；如果按上焦心与肺来认识，虽然从总体上来看是正确的，但忽略了胸中的食管、胸膜、心包这些重要的器官。通过中西医比较研究发现，陷胸汤类方可以心胃同治、肺胃同治，同时，体现了中医同病异治，异病同治的特点。小陷胸汤出自《伤寒论》辨太阳病脉证并治太阳病变证篇，由黄连、法半夏、瓜蒌组成，具有清热化痰、宽胸散结的功能。合桔梗、甘草宣降肺气，法半夏、茯苓、薏苡仁健脾利湿，化痰开结，故能使痰热得泻。二诊小陷胸汤合枳术丸，加强了行气健脾之功效，即增加了胃肠动力，改善胃食管反流，使咳嗽自止。吴老师运用中西药汇通思维，扩大了小陷胸汤的使用范围，为治疗咳嗽增强了新的思路和方法。

（3）患者：李某，女，67岁。

初诊：2013年3月2日。受凉后出现咳嗽，咯白色泡沫痰，偶有黄稠痰，伴胸闷、头昏胀痛、背心冷、大便不畅、少汗。无恶寒发热、鼻塞、流涕、身痛、咯血、潮热、盗汗、心慌、水肿、脘痛、腹泻等症。既往有慢性支气管炎病史，否认其他疾病史。诊查：形体适中，舌质红，苔白腻，脉滑数。辨证：咳嗽（痰浊郁肺）。治则：清肺泻热，祛痰止咳。方剂：当归、大贝、苦参汤合千金苇茎汤。拟方：当归15g，大贝母20g，苦参15g，甘草9 芦根20g，薏苡仁30g，冬瓜仁30g，桔梗10g，前胡12g，瓜蒌皮12g，炒苏子9g，白芥子9g，生姜5片，鱼腥草50g。共5剂，水煎内服，每次300mL，每日3次。

二诊：2013年3月9日。就诊症状：服用上方后咳嗽、咳痰均明显改善，已无头昏胀痛、大便不畅等症，背心冷、胸闷稍有缓解。诊查：形体适中，舌质红，苔薄少，脉滑数。辨证：咳嗽（肺胃郁热）。治则：清肺和胃，宣肺止咳。方剂：当归、大贝、苦参汤合小陷胸汤。拟方：当归15g，大贝母20g，苦参15g，甘草10g，瓜蒌皮15g，法半夏12g，黄芩10g，薤白9g，桔梗10g，大枣10g，前胡12g，银花20g。共5剂，水煎内服，每次300mL，每日3次。

按：当归大贝苦参汤为《金匮要略·妇人病脉症并治》方。原文为："妊娠，小便难，饮食如故，当归贝母苦参丸主之。"主要治疗妇女妊娠，血虚热郁小便不利。吴老认为该方搭配合理，药少而精，苦参清热结、利湿热，当归补血活血润燥，贝母化痰散结，清解热郁。方中苦参具有抗炎、抗菌、抗病毒作用，应为主药。老师将之推广至治疗多种急慢性炎症，均有良效。

千金苇茎汤，又名苇茎汤，最早见于《金匮要略·肺痿肺痈咳嗽上气篇·附方》，具有清肺化痰，逐瘀排脓之功效，为治肺痈名方。方中苇茎甘寒轻浮，清肺泻热为君；瓜瓣化痰排脓为臣；桃仁活血祛瘀，薏苡仁清肺破毒肿，共为佐使。四药合用，共成清肺化痰，逐瘀排脓之功。肺痈未成或已成者均可使用。现用于肺脓疡、肺炎，急慢性支气管炎、支气管扩张合并感染、百日咳等属于肺热者。吴老将两经方合用增强了清肺泻热之功效，故使肺热得泻。复诊时患者咳嗽、咳痰得缓，仍背心冷、胸闷，舌质红，苔薄少，脉滑数，考虑为肺胃郁热，故予当归贝母苦参汤合小陷胸汤，取得满意疗效。对该患者的治疗，充分体现了吴老经方合经方，合方治疗的特点，也体现了老师灵活思辨的特点。

（4）患者：张某，女，57 岁。

初诊：2014 年 6 月 13 日。因受凉后再发间歇性咳嗽 10 天，伴咯黄色稠痰，痰难咳，并胸闷、纳差，二便正常。翻阅患者病历已于 1 周前服用中药"止嗽散加味"治疗，但无效。既往有慢性支气管炎病史。诊查：双肺呼吸音粗，舌质红，苔黄腻，脉滑数。辨证：咳嗽（痰热脾湿）。治则：辛凉解表，清肺化痰。方剂：黄连温胆汤加味。拟方：黄连 6g，瓜蒌皮 15g，法半夏 12g，陈皮 10g，天竺黄 10g，枳壳 10g，茯苓 20g，炒苏子 10g，旋覆花 12g（包煎），甘草 9g，胆南星 10g，太子参 20g，大贝母 15g，石菖蒲 15g。共 5 剂，水煎内服，每次 300mL，每日 1 剂。

按：对有宿疾的患者，新感与宿疾同在，病情相对复杂，从肺论治已不效。《黄帝内经》说脾为卫，是卫气，有防御外邪入侵的作用；而卫气是由肺宣发的，即所谓"上焦开发，宣五谷味，熏肤充身泽毛，如雾露之溉"。如果脾胃元气亏虚，则肺无卫气可以宣发，卫外的功能不足，外邪就易入侵。有肺系宿痰的病人每易外感而引发或加重咳嗽，显然与脾肺之气不足密切相关。吴老从肺脾论治，重视杜痰湿之源，用黄连温胆汤分消上下之势，使气机舒展，脾得健运，肺复宣降，咳嗽得治。

（5）患者：杨某，女，75 岁。

初诊：2013 年 11 月 5 日，既往有反复咳嗽、咳痰，活动后胸闷、气喘 10 年病史，10 天前因受凉后咳嗽、咳痰、胸闷、气喘加重，服"头孢呋辛酯、快克"后症状缓解不显而就诊，就诊时诉干咳少痰、口干、咽部不适，二便可，饮食可。查体：咽稍红，双肺呼吸音粗，舌质红、苔黄干，脉沉细。中医辨证：咳嗽，肺肾气阴不足，外感风热，为本虚标实之证。方剂：生脉桑菊饮。拟方：太子参 15g，麦门冬 15g，五味子 9g，桑叶 15g，菊花 15g，连翘 15g，杏仁 12g，桔梗 10g，芦根 20g，冬瓜仁 30g，炒苏子 9g，甘草 6g，苏叶 12g。共 5 剂，水煎内服，每日 1 剂。

二诊：患者咳嗽、咳痰、胸闷、气喘症状明显改善，口干、咽部不适症状消失。体查：舌质淡红，苔薄黄，舌根微黄腻，脉细弱。辨证：肺肾气阴不足，痰热郁肺。治则：益气养阴，清热化痰。方剂：麦门冬汤合千金苇茎汤加减。拟方：太子参 15g，麦门冬 15g，法半夏 12g，芦根 20g，炒扁豆 15g，薏苡仁 30g，冬瓜仁 30g，甘草 9g，桔梗 10g，大贝母 15g，杏仁 10g，炒苏子 9g。共 5 剂，患者症状得以缓解。

按《素问·咳论》："肺之令人咳何也……曰：五脏六腑皆令人咳，非独肺也""肾咳之状，咳则腰背相引而痛，甚则咳涎"，提出咳喘之疾与肾密切相关。《景岳全书·喘促论证》说"肺为气之主，肾为气之根"，充分体现了肺肾在呼吸运动的协同依存关系。吴老认为，肺肾与呼吸相关，久咳、久喘患者，大都肺肾气阴两虚，可能与肺的顺应性下降有关。宿疾新感时，单纯祛邪多不能奏效，应标本同治，需肺脾同治或补肺纳肾益气以祛邪外出。生脉饮联合桑菊饮、麦门冬汤联合千金苇茎汤，均肺肾同治、标本同治，以益气养阴祛邪外出，使疗效明显提高。

（6）患者：林某，男，80岁。

初诊：2012年9月7日。主诉及病史：气累，乏力，咳嗽，痰多易咯出，呈白色黏痰，胸闷，口渴，食欲一般，大便3~4次/日，夜尿多，汗不多。诊查：舌嫩有裂纹，苔少，脉细滑。辨证：肺肾不足。治则：补益肺肾。方剂：金水六君煎。拟方：当归10g，熟地20g，党参15g，白术15g，陈皮10g，茯苓30g，半夏10g，甘草9g，山药20g，薏苡仁30g，蛇床子15g。共5剂，水煎服，每日1剂，分3次温服。

二诊：2012年9月14日。自觉气累、乏力、胸闷好转，痰量减少，咳嗽有轻微改善，仍感口渴。诊查：舌嫩有裂纹，苔少，脉细滑。辨证同前，继予金水六君煎加减，拟方：当归15g，熟地20g，太子参15g，白术10g，陈皮9g，茯苓20g，法半夏9g，甘草9g，麦门冬15g，石斛20g。共5剂，水煎服，每日1剂，分3次温服。

三诊：2012年9月21日。已无明显气累、乏力、胸闷，痰较前减少，大便欠调，口渴。舌淡红嫩，苔腻，脉细滑。辨证肺脾肾不足，继予金水六君煎加减，拟方：当归15g，熟地20g，太子参15g，白术12g，陈皮9g，茯苓30g，半夏10g，甘草6g，麦门冬15g，薏苡仁30g，山药20g。共5剂，水煎服，每日1剂，分3次温服。

3月后因其他疾病就诊，告知服药后至今已无明显咳嗽、咳痰，大便通畅。

按：金水六君煎出自《景岳全书》，由当归、熟地、陈皮、半夏、茯苓、甘草、生姜组成。虽景岳云，本方可"治肺肾虚寒，水泛为痰，及年迈阴虚、气血不足外受风寒，咳嗽呕恶多痰，喘急等证"，但方中仅熟地、当归是补益肺肾精血之品，未见补阳药物，故对于肺肾虚寒之证是否有效有待考证。本方当以二陈汤健脾化痰，以熟地、当归滋补肺肾，如此则脾气健运，湿痰不生，肺肾复原，咳喘自止。适宜于肺肾阴虚，水泛为痰者。景岳论及金水六君煎时还说，"阴气不足，多痰兼燥而咳者，金水六君煎""凡属阴虚血少，或脾肺虚寒之辈，则最易感邪。但察其脉体稍弱，胸膈无滞，或肾气不足，水泛为痰，或心嘈呕恶，饥不欲食，或年及中衰，血气虚弱而咳嗽不能愈者，悉宜金水六君煎加减主之""若虚在阴分水泛为痰而呕吐者，宜金水六君煎"，从此几处看，金水六君煎仍以肺肾阴虚，水泛为痰，或年迈阴虚，血气不足，外受风寒，咳嗽呕恶，多痰喘急等证为宜。焦树德老师亦称该方创既滋阴又化痰，又是治痰盛咳呕而肺肾不伤之法，临床用之确有良效。吴老师临证将该方用于肺脾肾气阴两虚挟痰湿之证，首诊加入蛇床子温肾化痰，有"病痰饮者，当以温药和之"之意。二诊、三诊患者痰量减少，守原方易党参为太子参，加入麦门冬、石斛。

（7）患者：张某某，男，48岁。

初诊：2014年1月7日。主诉及病史：咽痛，咽痒，伴咳嗽、咳痰，无恶寒发热、多汗，纳食可，睡眠可，小便调畅，大便正常。有"慢性咽炎"病史。诊查：舌红，苔黄，脉滑。诊断：咽喉炎。辨证：温毒上感。治则：清热解毒利咽。方剂：清化汤。拟方：龙胆草 10g，银花 15g，蝉蜕 12g，僵蚕 10g，栀子 10g，夏枯草 20g，制白附子 6g，黄芩 10g，玄参 15g，牛蒡子 10g，桔梗 10g，甘草 9g，陈皮 10g。共 5 剂，水煎服，每日 1 剂，分 3 次温服。

二诊：2014 年 1 月 14 日。自觉咽痛明显好转，咽微痒，微咳，痰量减少，饮食可，大便不稀溏。诊查：舌红，苔黄，脉滑。辨证同前，继予清化汤加减，拟方：龙胆草 9g，银花 15g，蝉蜕 10g，僵蚕 10g，栀子 9g，夏枯草 20g，制白附子 6g，黄芩 9g，玄参 15g，牛蒡子 10g，桔梗 10g，甘草 9g，前胡 12g，大贝母 15g。共 5 剂，水煎服，每日 1 剂，分 3 次温服。

后因其他疾病就诊，告知服药后咽痛、咳嗽缓解。

按：清化汤来源于清代医家杨栗山的《伤寒瘟疫条辨》，方名清化者，以清邪中于上焦，而能化之以散其毒也。原方由僵蚕、蝉蜕、金银花、泽兰、陈皮、黄芩、黄连、炒栀子、连翘、龙胆草、玄参、桔梗、白附子、甘草等组成，主治温病壮热憎寒，体重，舌燥口干，上气喘吸，咽喉不利，头面卒肿，目不能开者。方中芩、连、栀、翘清心肺之火；玄参、橘、甘清气分之火；胆草清肝胆之火，而且沉阴下行，以泻下焦之湿热；僵蚕、蝉蜕散肿消毒，定喘出音，能使清阳上升；银花清热解毒；泽兰行气消毒；白附散头面风毒；桔梗清咽利膈，为药之舟楫；其中君明臣良，佐使同心，引导协力，故诸症悉平。吴老师用此方主要治疗急性咽喉炎中医辨证属温毒上感者，方中苦寒清热解毒之品较多，需视患者体质情况酌情选用。白附子有毒，需采用炮制之品，用量在 6～9g 之间，有温而行之之功效。较少使用泽兰，多加入夏枯草，如咽痛剧烈者，加牛蒡子或板蓝根；如伴便秘者，加入酒制大黄。

（8）患者：朱某，女，50 岁。

初诊：2012 年 8 月 29 日。主诉及病史：咳嗽 6 月余，晨起尤甚，痰不多，经服多种抗生素、止咳化痰药效果不明显，伴咽痒，阵热、汗多，易外感，鼻通气，不打嚏，咽部无异物感，停经半年，睡眠差，大便干，小便调畅。诊查：舌暗红，苔薄黄，脉细。辨证：气阴不足，邪热未尽。治则：益气养阴，宣肺止咳。方剂：生脉桑菊饮。拟方：北沙参 30g，麦门冬 15g，五味子 9g，桑叶 15g，连翘 15g，桔梗 10g，杏仁 10g，枇杷叶 15g，大贝母 15g，菊花 12g，芦根 20g，甘草 9g。共 5 剂，水煎服，每日 1 剂，分 3 次温服。

服药后咳嗽缓解，后续服中药调理阵热、汗多、睡眠差。

按：患者久咳导致肺顺应性下降，故咳嗽难解，治疗应注重恢复肺的顺应性，吴老师说中医认为久咳必致气阴损伤，恢复肺的顺应性应从养气阴入手。生脉桑菊汤为生脉饮合桑菊饮合方化裁而成，主治久咳气阴两伤，余邪未尽，症见干咳或咳嗽痰不多者。生脉饮益气，养阴生津；桑菊饮疏风清热，宣肺止咳；加大贝母以化痰湿；枇杷叶清肺降逆止咳，诸药合用益气养阴、宣肺止咳，切中病机而奏效。

# 第三节 喘证

（1）患者：李某，男，70岁。

初诊：2013年9月20日。咳嗽，咯黄稠痰，难咯，动则胸闷、气喘，喉间可闻及痰鸣，大便干，饮食可。查体：患者双下肺可闻及湿啰音，可闻及散在哮鸣音，双下肢无水肿。舌质暗红、苔黄腻，脉滑数。既往史：患者既往有喘息型支气管炎病史，无肺源性心脏病、冠心病史，2天前因受凉再发。患者因家贫不愿住院，故寻求中医治疗。辨证：喘证（痰热郁肺）。治则：宣肺降气，清热化痰。方剂：定喘汤合小陷胸汤加味。拟方：麻黄9g，杏仁12g，桑白皮15g，黄芩12g，败酱草30g，地龙15g，半夏10g，炒苏子15g，款冬花15g，白果10g，甘草6g，厚朴10g，枳实10g，瓜蒌壳15g。共5剂，水煎内服，每日1剂，每日3次。

二诊：服完上方后患者胸闷、气喘、哮喘明显改善，大便通畅，仍咳嗽，咯黄痰，仍考虑痰热郁肺，予千金苇茎汤合小陷胸汤加味治疗。拟方：薏苡仁30g，冬瓜仁30g，芦根20g，石苇15g，桃仁12g，黄连6g，枳壳12g，瓜蒌壳15g，桔梗15g，甘草6g，生姜5片。共5剂，水煎内服，每日1剂，每日3次。

二诊时患者咳嗽，咯黄痰，胸闷、气喘缓解，肺部干湿啰音消失。仍有微咳，饮食欠好，舌质淡暗红、苔少，脉细数，考虑肺胃气阴两虚，予麦门冬汤合生脉饮善后。

按：患者咳、哮、喘兼见，临床治疗时难以明确按哮病治还是按喘证治，因此，治疗应哮喘兼顾。外感诱发宿疾，应遵循急则治标，缓则治本的治疗原则。吴老师指出，患者就诊时咳、哮、喘并作，不能自持，予定喘汤合小陷胸汤宣肺平喘，清肺化痰，宽胸理气以治标，使哮喘平息；再予千金苇茎汤合小陷胸汤清肺化痰，宣肺平喘，标本兼顾；最后予麦门冬汤合生脉饮益气养阴，从肺胃肾论治以治本。可见，临床辨证论治一定要根据病情、病程、病势采取不同方案，也充分体现了中医的个体化治疗原则。

（2）患者：牟某，男，52岁。

初诊：2013年11月26日。因"反复咳、痰、喘12年"就诊，就诊时咳喘频作，气急胸闷，痰多而稠，咯吐不利，面色晦暗，小便清长，恶寒怕冷，饮食如常，大便可。查体：舌体胖，苔白微腻，脉沉细而弱。中医辨证：肺肾气虚。方剂：阳和汤加味。主治：宣肺化痰，温肾纳气。拟方：熟地30g，鹿角胶10g（烊化），麻黄6g，白芥子15g，干姜9g，肉桂6g，陈皮10g，茯苓20g，法半夏10g，甘草6g，砂仁6g（后下），五味子6g，苏子10g，黄柏9g。共5剂，水煎内服后，咳嗽、咳痰、胸闷、气喘明显改善，后予金匮肾气丸巩固。

按：本病因久病咳喘，肺失宣降，脾失健运，肾阳亏虚，津液不化，凝聚成痰，成为宿疾之根，根据仲景有"病痰饮者，当以温药和之"之说，吴老将阳和汤用于治阳虚顽痰咳喘，方中用熟地、鹿角胶养血温阳，肉桂、干姜、麻黄温通表里，二陈、苏子、白芥子祛顽痰，砂仁行气使方药灵动不滞，黄柏防温燥伤阴，五味子酸收，摄纳肾气以平喘，全方使阳气得升，阴霾四散，咳喘自平。

（3）患者：姜某，男，77 岁。

初诊：2013 年 4 月 21 日。气喘、咳嗽、气短、咯黄稠痰、难咯，伴活动后胸闷、心慌，饮食欠佳，大便干，3 日未解。既往有慢性阻塞性肺疾病 20 年、慢性肺源性心脏病史 10 年病史。此次受凉后再发。查体：形体偏瘦，桶状胸，双下肺可闻及湿啰音，可闻及散在哮鸣音，双下肢无水肿。舌质红、苔黄腻，脉滑数。辨证：喘证（痰浊阻肺）。治则：除湿化痰，宣肺止咳。方剂：三子养亲汤合小陷胸汤加味。拟方：法半夏10g，黄连6g，瓜蒌皮12g，瓜蒌仁12g，竹茹15g，大贝母15g，白芥子15g，炒苏子10g，杏仁12g，陈皮10g，泡参30g，大枣10g，炒莱菔子9g。共 10 剂，水煎内服，每日 1 剂，每日 3 次。服后，患者觉咳嗽、咳痰、胸闷、气喘症状明显改善，大便、饮食改善。

复诊时，自述较既往病情复发时，只服抗生素治疗，症状改善更快。目前偶有阵发性心慌、汗出、心烦，失眠，大便偏干。查体：舌质红、苔黄，脉滑数。辨证：肺肾气阴虚挟痰郁。治则：益气养阴，宣肺化痰。方剂：固本汤加减。拟方：二冬各15g，生地20g，熟地20g，太子参30g，黄芪30g，当归15g，白术20g，柏子仁12g，茯苓20g，大贝母15g，瓜蒌皮15g，白芥子9g，甘草6g 共 10 剂，水煎服，每日 1 剂，每日 3 次。

按：喘证病机为肺失宣降、肾失摄纳所致呼吸功能失常。新感引发宿疾，出现虚实夹杂，病情相对复杂。吴老遵循急则治标的原则予三子养亲汤，降气消食，温化痰饮；予小陷胸汤开胸豁痰，使气机升降有常，出入有序，痰浊得除。喘证除有肺、脾、肾三脏受损外，后期可影响至心。故该病缓解期予固本汤补养心肺，温肾健脾平喘，遵循"缓则治本"扶正为主的治疗原则。

（4）患者陈某，男，76 岁。

初诊：2014 年 4 月 8 日。咳嗽，夜间尤甚，咯少量白黏痰，痰不易咯出，气喘，动则气累，时感心慌、胸闷，头昏，多汗，大便通畅。有慢性阻塞性肺疾病病史，1 周前因发热曾住院治疗，现无发热。诊查：舌嫩红有裂纹，苔黄，脉细滑。辨证：痰郁气滞。治则：宣肺化痰，降气平喘。方剂：千金苇茎汤合小陷胸汤。拟方：芦根20g，薏苡仁30g，冬瓜仁30g，杏仁10g，瓜蒌皮15g，黄连6g，法半夏10g，炒苏子9g，百部15g，大贝15g，枇杷叶15g，甘草6g，生姜 4 片。共 4 剂，水煎服，每日 1 剂，分 3 次温服。

二诊：2014 年 4 月 16 日。咳嗽明显好转，喘促好转，仍胸闷、汗多，口渴，大便不干，小便正常。辨证肺阴亏虚，予沙参麦门冬汤加减，拟方：桑叶15g，北沙参30g，麦门冬15g，石斛20g，炒扁豆12g，杏仁10g，天花粉10g，五味子6g，甘草6g，芦根20g，玉竹15g。共 5 剂，水煎服，每日 1 剂，分 3 次温服。服药后无明显多汗、口渴、胸闷，偶有干咳，动则气累较前改善，予百合固金汤、沙参麦门冬汤交替服用约 10 剂后上述症状基本缓解。

按：本患者舌嫩红有裂纹，从舌质辨体质，其为阴虚火旺之人。这一类人感染难控制，使用中药抗感染时，应使用活性较高的药物，避免使用惰性成分较高的药物。初诊时考虑患者感染未完全控制，予千金苇茎汤合小陷胸汤抗感染。《伤寒论·辨太阳病脉证并治》："小结胸病，正在心下，按之则痛，脉浮滑者，小陷胸汤主之。"小陷胸汤为治疗痰热结胸的常用方。《金匮要略》附方："《千金》苇茎汤，治咳有微热，烦满，胸中甲错，是为肺痈"，本条重在咳有微热，烦满，不论是否为肺痈均可用之。《千金》苇茎汤由苇茎、瓜瓣、薏苡仁、桃仁组成，现多用芦根代替苇茎，瓜瓣即冬瓜仁，全方具有清肺化痰，逐瘀排脓之功效。两方组合加味治疗凡属痰热壅滞之气管、肺部感染效果较好。首诊患者无明显瘀滞，故易桃仁为杏仁以止咳平喘；加炒苏子降气，百部止咳，大贝化痰，枇杷叶降肺气。二诊考虑感染基本控制，予沙参麦门冬汤以培土生金、养肺阴止咳化痰，加桑叶与北沙参合用治疗多汗，加五味子成生脉饮形式以敛肺，改善肺的顺应性。可见吴老师临床活用经方及对加减用药的精妙。

# 第四节　哮证

（1）患者：黄某，女，53 岁。

初诊：2014 年 6 月 15 日。就诊症状：微咳，咯少量黄痰，易咯，口苦、泛酸、胸闷、气喘，夜间气喘加重，偶可闻及哮鸣音，吸入"沙丁胺醇"后稍缓解。饮食欠好、二便可。既往有支气管哮喘病史 5 年，常常在冬春季节受凉后加重，长期吸入沙美特罗替卡松治疗，疗效不显，近 2 年每到冬春即由贵阳南迁海南居住，以减少哮喘发作次数。追述患者 48 岁绝经，已有 5 年，有慢性胃炎 10 年，常常进食后出现胸闷梗塞感，口苦泛酸，时伴烧心，自服"胃康宁、雷尼替丁"后好转。查体：双肺呼吸音稍粗，未闻及干湿啰音，舌质红，苔黄，脉弦。辅助检查：胃镜。检查回示：慢性非萎缩性胃炎、胆汁反流。辨证：哮病（肝郁气滞，痰热内阻）。治则：宣肺解表，清肺化痰。方剂：予左金温胆汤加味治疗。拟方：黄连 9g，吴茱萸 6g，竹茹 12g，枳壳 12g，桔梗 15g，郁金 10g，虎杖 15g，陈皮 10g，茯苓 20g，法半夏 10g，甘草 6g，蒲公英 10g，大贝 15g。共 5 剂，水煎内服，每次 300mL，每日 3 次。

服用上方后，患者就诊症状明显改善。之后患者多次就诊，先后服用陷胸温胆汤、黄连温胆汤、柴胡温胆汤加减治疗，患者就诊半年，哮喘未发。

按：吴老不但擅长诊治内科疾病，同时，也精通外科、妇科、儿科疾病，对更年期综合征认识颇深。该患者 5 年前发病，正处于绝经期，本来有慢性胃炎基础疾病，更年期由于卵巢功能下降，植物神经功能失调导致胃肠功能紊乱加重，胃食管反流刺激食道而诱发哮喘。每当感冒受凉，胃肠功能紊乱加重，则哮喘反复发作。吴老抓住病因，因而解决了困扰患者多年的难题。吴老诊治疾病重视性别、年龄阶段的特殊性，问诊全面、仔细，因此，能找到病因，针对性治灯，取得疗效。同时，也体现了中医重视个体化医疗的治疗原则。

（2）患者：侯某，男，82岁。

初诊：2013年8月22日。间歇性咳嗽、咯白色泡沫痰、易咯，胸闷、气喘动则加剧，纳差、进食后腹胀，二便尚可。既往有反复咳嗽、咳痰20年，气喘10年病史。冬春季节病情易反复加重、发作时患者本人及家人可闻及喉间哮鸣音。查休，形体消瘦，舌质暗淡、苔少，脉沉细。中医辨证：肺肾不足，脾虚不运。方剂：金水六君子汤加味。拟方：当归15g，熟地20g，陈皮12g，伏令20g，法半夏10g，甘草6g，太子参15g，白术15g，山药15g，砂仁6g，木香6g。共5剂，水煎内服。

患者服用5剂后，腹胀、纳差明显改善，原方继续服用5剂，患者活动较前轻松，饮食良好，咳嗽、咳痰、胸闷气喘均好转。嘱其定期间断服用上方巩固。

按：肺、胃肠道均与外界相通，因此，肺系疾病与胃肠疾病都多发，而这两个系统的疾病又每多相互影响，相因为患。针对这一特点，吴老师提出要肺与脾胃同治。该患者属于哮病缓解期，肺脾肾俱虚，以脾虚症状明显，无明显外邪，故以补肺脾为主，兼以补肾以杜生痰之源。该患者以六君子汤健脾补肺为主，重用熟地、当归补肺肾，木香、砂仁行气畅中，补而不滞。

（3）患者：董某，男，55岁。

初诊：2013年7月20日。胸闷、气喘、刺咳、少痰，动则闻及哮鸣音，伴纳差、怕冷，动则多汗，进食后腹胀，二便可。既往有反复支气管哮喘10年，平素饮食欠好，进食后饱胀，动则多汗，常常因受凉或气候变冷，则哮喘反复发作，冬春季节发作频繁，多者5~6次/月。每次均需输"激素、氨茶碱"后缓解。就诊前1天因受凉再发，因畏惧输液而慕名前来请吴老调治。查体：双肺呼吸音稍粗，双肺可闻及少许散在哮鸣音，舌质红、苔黄，脉弦。辅助检查：胸部X片正侧位片正常。辨证：哮病（气虚痰湿内阻）。治则：健脾除湿，益气宣肺化痰。方剂：东垣升阳益胃汤。拟方：黄芪20g，泡参30g，羌活15g，柴胡10g，陈皮15g，茯苓20g，法半夏10g，甘草6g，防风15g，白术15g，苏叶10g，黄连6g，射干10g，地龙15g。共5剂，水煎内服，每次300mL，每日3次。

5剂患者服完后，发作症状缓解，纳差、怕冷、多汗均得到改善。从此拒绝西医，每月必诊。后经吴老推荐做胃镜，示：胆汁反流性胃炎。吴老辩证患者为肺脾气虚，以补肺健脾，除湿化痰为治疗原则。方以六君子汤合二陈汤、玉屏风散合二陈汤加减治疗，当遇到外感发作时予东垣升阳益胃汤、参苏饮加减治疗。经治1年多来，患者仅发作3次，且发作症状较前明显减轻。

按：吴老主张中医师也必须学习西医，能用西医明确诊断的疾病，对我们科学合理的运用中医中药治疗具有指导作用。该患者不管是胃食管反流所致的哮喘，还是哮喘影响的胃肠道功能，双管齐下，确实能取得单一治疗哮喘更好的疗效，且避免了长期使用抗生素、激素的不良反应。中医学认为"脾为生痰之源，肺为贮痰之器"，故治疗咳痰还应从脾胃这个源头上治起。因脾主运化水湿，脾虚不运，水湿不化而成痰浊。痰为浊阴，清阳不升，浊阴在上，痰贮于肺，当其过多而阻遏肺的治节和宣肃，咳嗽乃作。因此，健运脾胃，使清者升，浊者降，是从脾胃论治哮病的重要要途径。吴老认为，东垣升阳益胃汤，具有解表升阳益胃、健脾化痰之功效，不管是在哮病急性发作期还是缓解期，只要适当加减，都适用，临床疗效确切。

（4）患者：杜某，女，76 岁。

初诊：2014 年 3 月 20 日。细咳、少痰，动则胸闷、气短、乏力、心慌，双下肢轻微水肿，伴心烦、口渴、纳差，大便干，小便黄。既往有 20 年支气管哮喘病史，近年出现活动后胸闷、气喘、心慌、乏力，时有双下肢水肿。每年住院 3～5 次，每次需输激素方能缓解。就诊前刚出院，口服甲泼尼龙 8mg 每日 2 次治疗。查体：双肺未闻及干湿啰音，舌质暗、苔少，脉细。辨证．哮病（肺肾亏虚）。治则：健脾除湿，益气宣肺化痰。方剂：加减地黄汤。拟方：山药 30g，仙灵脾 15g，盐炒黄柏 10g，熟地 20g，丹皮 10g，泽泻 15g，茯苓 20g，知母 15g，百合 20g，巴戟肉 15g，麦门冬 15g，甘草 10g，砂仁 6g（后下）。共 10 剂，水煎内服，每日 1 剂，每日 3 次。

服用上方后患者胸闷、气短、乏力、心烦、口渴、纳差、尿黄均有改善，大便通畅。查双肺未闻及哮鸣音。故予患者减甲泼尼龙 4mg 每日 2 次治疗。继续内服上方 10 剂，再减甲泼尼龙 4mg，每日 1 次治疗。患者自觉气喘、乏力无加重，饮食、睡眠改善，双下肢无水肿，口渴、心烦消失。舌质暗红改善，苔少，脉细数，故上方去丹皮，知母减为 10g，继续内服 15 剂，停甲泼尼龙口服治疗。患者哮喘未复发，水肿消失，自觉精神纳眠可，嘱其继续口服六味地黄丸治疗。定期复诊。

按：通过对"肺病之伤，穷必及肾"的理论以及对近现代对肾与命门的研究的认识，认为肾虚与下丘脑—垂体—肾上腺轴功能具有会通之处，认为中医久哮用补肾法治疗提供了理论依据。不但提高了疗效，也减少了激素的用量，避免了激素的不良反应。同时，又强调了补肾治疗需界定补肾阴肾阳的主次，或于阴中求阳，或于阳中求阴，适当加减，体现个体化治疗。吴老师指出，肾气包括肾阴、肾阳，肾阴阳亏损，淫羊藿、巴戟天、补骨脂、枸杞子、菟丝子等温润之品为宜，不可盲目重用、久用桂、附等刚燥之剂。

（5）患者：陈某，女，32 岁。

初诊：2014 年 6 月 20 日。气怯声低、精神萎靡、细咳、少痰、头昏耳鸣、怕冷、纳差、大便通畅。既往有哮喘 5 年，常感冒后复发，平素神倦乏力、头晕目眩、腰膝酸软、怕冷、夜尿 1～3 次/晚，小便清长，月经经期 5～7 天，色淡、量少，伴纳差，无心工作。查体：双肺未闻及哮鸣音，舌质淡、苔白而少，脉沉细。辨证：哮病（脾肾阳虚）。治则：温补脾肾。方剂：右归丸加减。拟方：熟地 20g，山药 20g，当归 15g，茯苓 20g，补骨脂 10g，菟丝子 12g，党参 15g，巴戟天 15g，山萸肉 10g，肉桂 6g，丹皮 10g，砂仁 6g（后下），枸杞 15g。共 15 剂，水煎内服，每日 1 剂，每日 3 次。

患者服用上方后自觉症状明显好转，间断服用上方 30 剂，患者精神转好，咳嗽、咳痰、头晕目眩、腰膝酸软、怕冷消失，月经量增加、色红，已无夜尿，饮食改善，已正常上班。随诊半年哮喘未发。

按：哮病是发作性疾病，经中西药治疗，发作每可以得到控制，称为缓解期。由于哮病反复发作，势必损伤肺脾肾，故许多患者缓解期也有症状，如咳喘、多痰、胸闷、气短、困倦乏力、食欲不振等，吴老师把这类患者的哮病缓解期称为慢性哮病，以便抓住缓解期大多没有表邪的机会，从脾肾论治。吴老提倡补肾治疗，实际包括肺肾同治、脾肾同治、肺脾肾同治，临床应根据患者具体情况，辩明主要病变脏腑，有侧重的选择治疗方案。同时，强调补肾药物大多滋腻碍脾，故应适当加减使方灵活机动，才不顾此失彼。上方于温补中加丹皮，有阳中求阴之意，予砂仁行气理脾，使全方灵动而不呆滞。

# 第五节　肺胀

（1）患者：李某某，女，70 岁。

初诊时间：2013 年 3 月 20 日。有多年晨起咳嗽、咯少许黏痰病史，目前胸闷、气短、多汗，双下肢轻度水肿。无恶寒发热、头昏、头痛、咯血、潮热、盗汗、腹痛、腹泻等症。既往有高血压、冠心病、慢性阻塞性肺疾病病史。诊查：形体偏痛，舌质暗红，苔少，脉缓。辨证：肺胀（示气不足）。治则：补中健脾，除湿化痰。方剂，升陷汤加减。拟方：黄芪 40g，柴胡 6g，桔梗 9g，知母 15g，当归 15g，泽泻 20g，白术 15g，茯苓 20g，大贝母 15g。共 5 剂，水煎内服，每次300mL，每日 3 次。

二诊：2013 年 3 月 29 日。就诊症状：偶有晨起咳嗽、咯少许黏痰病史，胸闷、气短、多汗症状明显改善，双下肢已无水肿。目前诉口干，舌周边疼痛，偶有心慌，大便偏干，睡眠欠佳，饮食尚可。诊查：形体偏瘦，舌质红，苔少，脉细。辨证：肺胀（气阳两虚）。治则：益气养阴。方剂：复脉汤加减。拟方：生地 20g，白芍 15g，麦门冬 15g，阿胶 15g，火麻仁 10g，炙甘草 9g，酸枣仁 20g，大枣 10g，桂枝 6g，当归15g，茯苓 20g，北沙参 20g。共 5 剂，水煎内服，每次300mL，每日 3 次。

按：肺胀为慢性肺系疾病长期迁延不愈所致，疾病后期，多肺、脾、肾气阴两虚，后期可影响至心，故有多脏腑受损。宗气的形成与运化也与肺、脾、肾、心密切相关。著名中西汇通医家张锡纯认为：胸中呼吸之气谓之"大气"。大气升则呼吸调匀，人体安和；大气陷则呼吸迫促，变证蜂起。由此组"升陷汤"治疗。本方由生黄芪、柴胡、知母、桔梗、升麻5种药物组成。方中黄芪为君，补气升提，并以凉润之知母缓其热；柴胡、升麻能引下陷之大气上升；桔梗为药中之舟楫，能载诸药之力上达胸中以为向导。故服用本方可使下陷之大气得以升复，气短之证从而治愈。因该患者有高血压病史，故去升麻以防血压升高，加白术、泽泻、茯苓以健脾利湿，减轻水肿。二诊时患者，胸闷、气短、咳嗽、咳痰症状均有好转。但有明显气阴两虚之证。吴老选用了复脉汤加减治疗，使患者症状得以缓解。复脉汤由炙甘草汤转变而来，二者区别是什么？为什不用炙甘草汤而选用复脉汤？比较后得知，复脉汤较炙甘草汤阴药量大，阳药量少，故根据患者的实际情况应辨证选用复脉汤。治疗肺胀后期气阴两虚的方剂较多，该病例可见老师擅长集各家之长，灵活处方的特点。

（2）患者：李某某，男，77岁。

初诊：2013年4月3日。患者受凉后再发咳嗽、咯黄稠痰、难咯，伴活动后胸闷、气短、心慌，饮食欠佳，大便干，3日未解。无恶寒发热、胸痛、水肿、腹痛、腹泻、泛酸、呃逆等症。既往有慢性阻塞性肺疾病30年、慢性肺源性心脏病史10年病史。诊查：形体偏瘦，舌质红、苔黄腻，脉滑数。辨证：肺胀（痰浊阻肺）。治则：除湿化痰，宣肺止咳。方剂：三子养亲汤合小陷胸汤。拟方：法半夏10g，黄连6g，瓜蒌皮12g，竹茹15g，大贝母15g，白芥子15g，炒苏子10g，杏仁12g，陈皮10g，泡参30g，大枣10g，炒莱菔子9g。共5剂，水煎内服，每次300mL，每日3次。

二诊：2013年4月10日。就诊症状：患者觉咳嗽、咳痰、胸闷、气喘症状明显改善，大便、饮食改善。较既往病情复发，只服抗生素治疗，症状改善更快。目前偶有阵发性心慌、汗出、心烦，失眠，大便偏干。诊查：形体偏瘦，舌质红、苔黄，脉滑数。辨证：肺胀（肺肾气阴虚挟痰郁）。治则：益气养阴，宜肺化痰。方剂：固本汤加减。拟方：二冬各15g，生地20g，熟地20g，太子参30g，黄芪30g，当归15g，白术20g，柏子仁12g，茯苓20g，大贝母15g，瓜蒌皮15g，白芥子9g，甘草6g。共5剂，水煎内服，每次300mL，每日3次。

按：肺胀由于"痰、饮、瘀"的形成，导致病情反复迁延缠绵不愈，常因新病引发宿疾，发生"咳、痰、喘、满、闷"的症状。病情反复最主要的病因是"痰"，因此，治痰是治疗该病的关键。"病痰饮者，当以温药和之"语出《金匮要略·痰饮咳嗽病脉证治第十二》，是张仲景提出的一个重要治疗原则。痰饮的形成多因内外合邪，脾运失司，上不能输精以养肺，下不能助肾以化水，故肺失通调，肾之气化不利，三焦水道通调失职，从而造成饮邪停聚。痰饮为阴邪，"得温则行，得寒则聚"。故吴老予三子养亲汤，降气消食，温化痰饮，予小陷胸汤开胸豁痰，使气机升降有常，出入有序。

肺胀除有肺、脾、肾三脏受损外，后期可影响至心。故该病缓解期当以扶正为主。固本汤具有补养心肺，温肾健脾平喘之功。适合肺胀病缓解期用药原则。当然临证需根据患者情况辨证加减。

因"肺与大肠相表里"，故吴老治疗肺系疾病，很强调大便通畅的重要性；他同时还指出，大凡久病之人，往往寒热错杂、虚实并见、阴阳俱损，辨证用药要重视标本缓急，主次分明。

（3）患者：张某，女，74岁。

初诊：2015年2月10日。咳嗽、咳痰、胸闷、气喘，夜间尤甚，痰难咯，动则喉间痰鸣、汗出。饮食尚可、大便偏干，小便可。既往有反复咳嗽、咳痰、气喘20年，再发7天就诊，曾经明确诊断为支气管哮喘、阻塞性肺气肿。查体：双肺可闻及干湿啰音，舌质暗红、苔黄，脉滑数。辨证：肺胀（痰热壅肺，肺肾气虚）。治则：清肺泄热，降气平喘。方剂：千金苇茎汤加宽中利痰之品。拟方：薏苡仁30g，冬瓜仁30g，芦根20g，石苇12g，败酱草50g，杏仁12g，前胡15g，法半夏10g，厚朴10g，枳壳10g，桔梗15g，大贝15g，甘草6g。共5剂，水煎内服，每次300mL，每日3次。

二诊：2015年2月10日。症状：患者咳嗽、胸闷、气喘、痰鸣明显改善，痰易咯，动则汗出减少，大便通畅。查体：舌质暗，苔黄微腻，脉滑，双肺哮鸣音消失，双下肺可闻及少许湿啰音。辨证：肺胀（痰郁气滞）。治则：宣肺化痰，宽胸理气。方剂：陷胸温胆汤加减。拟方：竹茹12g，陈皮10g，茯苓20g，黄连6g，法半夏10g，瓜蒌皮15g，枳壳12g，桔梗15g，甘草6g，炒苏子15g，薤白9g。共5剂，水煎内服，每次300mL，每日3次。5剂后患者诸症自平。

按：《金匮要略》提出了"治痰饮当以温药和之"，这是一般原则，临床一定要根据情况，治痰或以温化，或以清化，或以攻逐。哮病发作，外因多为外邪诱发，内因为痰饮作祟，内外因最终是使气道痉挛，痰随气升，气道阻塞、肺失宣降所致。同时，气机不畅还是形成痰的罪魁祸首，因此，强调气机不畅既是病因，又是诱因。故治疗关键是调畅气机，这既是针对病因治疗，也是针对病机治疗。前方用杏仁、前胡、法夏、厚朴、枳壳、桔梗，后方予陈皮、瓜蒌皮、枳壳、桔梗、炒苏子均为调畅气机，使气机升降出入有序，以杜痰源。

（4）患者：曾某，男，82岁。

初诊：2015年3月15日。微咳、少痰、气短、口渴、倦怠无力，食欲不振，烦热，口渴，二便尚正常。查体：双肺未闻及哮鸣音，舌质淡、苔白而少，脉沉细。既往有慢性阻塞性肺疾病、慢性肺源性心脏病、冠心病史，1周前刚从呼吸科出院，因查出肺病合并真菌感染，院外继续口服氟康唑1片治疗。辨证：肺胀（肺胃气阴两虚）。治则：益气养阴。方剂：橘皮竹茹汤合益胃汤加减。拟方：橘皮12g，竹茹12g，太子参15g，法半夏10g，玉竹15g，麦门冬15g，生地15g，葛根15g，石斛15g，炒扁豆15g，甘草6g，生姜4片，大枣10g。共5剂，水煎内服，每日1剂，每日3次。

服用上方后，患者饮食改善、口渴、烦热好转。继予橘皮竹茹汤合生脉饮加石斛、麦门冬，5剂，水煎内服。复诊时患者气短乏力明显好转，食欲增加，余症消失。

按：患者久病，肺脾肾受损，脾胃乃后天之本，气血生化之源，故东垣有："脾胃内伤，百病由生"之说。上下交损，先治其中，只有先调脾胃，滋其化源，以生气血，才能恢复正气。吴老师在补土生金法基础上进一步认识到补脾胃之气的参、芪、术、甘也可以补肺气，如玉屏风散、升阳益胃汤；养肺阴的沙参、麦门冬、百合、玉竹等也可以养脾胃之阴，如麦门冬汤、沙参麦门冬汤、养胃汤。在这里，从脾论治，同时，体现了脾肺同治。橘皮竹茹汤、益胃汤、生脉饮益气养阴、健脾和胃，乃肺脾同治，扶正固本之法。

（5）患者：杜某，女，76 岁。

初诊：2015 年 5 月 18 日。间歇性咳嗽、少痰，动则气喘，气短乏力，汗出，伴腹胀、纳差、大便偏稀。查体：双肺未闻及干湿啰音，舌质暗淡、苔薄白，脉细弱。既往有慢性支气管炎病史、2 型糖尿病史、高血压病史。近 3 年出现活动后胸闷、气喘、气短、心慌、乏力，常伴纳差、腹胀、水肿，动则多汗，常易感冒。辨证：肺胀（肺脾气虚）。治则：益气解表，参苏饮加味。拟方：党参 15g，苏叶 12g，陈皮 10g，茯苓 20g，法半夏 10g，甘草 6g，前胡 15g，木香 6g，葛根 15g，枳壳 12g，桔梗 15g，枇杷叶 15g。共 10 剂，水煎内服，每日 1 剂，每日 3 次。

服用上方后患者咳嗽、咳痰消失，腹胀、纳差、气短明显改善。之后间断予升阳益胃汤加减调理。患者 2 月后复诊，近期未感冒，自觉气喘较前减轻。

按：肺气与脾胃之气密切相关，肾为先天之本，人之生，秉受父母的先天之精，藏于肾中，其中一部分化为人身之元气，可谓先天之气；中焦脾为后天之本，为气血生化之源，饮食水谷之气在这里化为人身之营气卫气；肺主气，司呼吸，自然界的清气依赖肺的呼吸功能进入人体，从而化为人身之宗气。肺脾在气的生成方面可谓真正的后天之本，脾气虚则肺气必虚。因此，吴老师认为凡补脾气的方药也补肺气，如四君子汤、六君子汤、玉屏风散、参苓白术散等。喘证多为肺系疾病久病迁延而致，因此，为本虚之病变。外感时虚实夹杂，平素虚多邪少。肺脾为母子关系，外邪犯肺，子病犯母，最先受损的是脾脏，因此，常常肺脾同病。

（6）患者：廖某，男，79 岁。

初诊：2015 年 7 月 22 日。气短，气喘，动则喘甚而汗出，呼多吸少，面虚浮、小便清长、大便尚可。查体：双肺可闻及少许哮鸣音，舌质暗淡、苔薄白，脉细无力。既往有反复咳嗽、咳痰、气喘、乏力 10 年，曾明确诊断：肺源性心脏病。肺功能检查：混合型通气功能障碍（FEV1 55%，FEV1/FVC 43.5%）。辨证：肺胀（肺肾气虚）。治则：益气补肺纳肾。方剂：七味都气丸加味。拟方：熟地 20g，五味子 9g，山药 20g，山萸肉 20g，茯苓 20g，泽泻 20g，丹皮 12g，白果 10g，蛤蚧 1 对（雌雄头尾全者，不得有蛀虫，水洗净，焙干，汤药冲服）。共 5 剂，水煎内服，每日 1 剂，每日 3 次。

复诊时患者自觉气短、汗出而喘、小便清长稍好转，嘱其继续间断服用上方，半年后复诊自诉上述症状明显改善，未感冒，复查肺功能提示 FEV1 65%，FEV1/FVC 50%，较前改善。

按：久病咳喘，肺虚及肾，耗伤肾气，肾气虚衰，气不归元，肾不纳气，动则加重，故以补肾为主。方中三补三泻，泻中寓补；五味子、白果补肾纳气，蛤蚧用于肺虚咳嗽，肾虚作喘疗效尤甚。诸药共奏补肾纳气之功。该患者疗效显著，为喘证缓解期补肾治疗提供了实践经验。

（7）患者杨某，女，68岁。

初诊：2014年3月10日。微咳、晨起咯少量白色泡沫痰、易咯，动则气促，畏风多汗，易感冒，饮食欠好，二便尚正常。既往有反复咳嗽、咳痰、气喘10年病史，患者每到冬春季节，即反复发作上症，每病均需输液治疗方能好转，近年活动耐力逐年下降，生活质量严重下降。查体：肺气肿征，双肺未闻及干湿啰音，舌质淡、苔薄白，脉细滑。辨证：肺胀（肺脾气虚）。治则：益气补肺，健脾化痰。方剂：玉屏风散合二陈汤加味。拟方：防风10g，白术15g，黄芪30g，陈皮12g，茯苓20g，法半夏10g，甘草6g，炒苏子12g，山药15g，山萸肉15g。共10剂，水煎内服，每日1剂，每日3次。

复诊时，自觉饮食改善、精神好转，咳痰减轻，嘱其间断（间隔3天，服5剂）服用上方20剂。此时正值三伏天，因此，建议患者到本院呼吸科行穴位贴敷（止喘膏：具体方药省略）以冬病夏治。3月后复诊，患者未感冒，畏风多汗明显改善，咳痰减少。患者因惧怕内服中药汤剂，故嘱其继续内服玉屏风散颗粒治疗，每年三伏天，继续穴位贴敷治疗。近日为提醒患者三伏贴，电话随访，患者自诉就诊2年来，就诊症状改善，活动后气喘减轻，较少感冒，即使感冒，症状轻微，自服药物可愈。疗效显著。嘱其继续三伏贴治疗。

按：《黄帝内经》"春夏养阳，秋冬养阴"的理论，是中医防病治病的原则。对于久病虚症者尤其适合。吴老对于喘证缓解期，以治本为主。除了内服中药，吴老也重视中医的"内病外治"原则，主张夏天阳气旺盛、毛孔大开、汗液易泻，阳气易损。故此时应顾护人体的阳气，防止秋冬时因阳气不足，阴阳失调，百病乃生。予该患者内服玉屏风散合二陈汤以益气补肺，健脾化痰，标本兼顾；外予止喘膏穴位贴敷，以健脾益气纳肾以治本，内外结合，使正气得复，邪不可干。


# 第六节　癌症并发症

（1）患者：张某其，女，66岁。

初诊：2013年3月16日。进食后腹胀、疲乏、纳差，伴头痛、全身酸痛。情绪欠良，无恶寒发热、咯血、潮热、盗汗、腹痛、泛酸、腹泻等症。既往有右肺小细胞肺癌（$T_2N_3M_0 ⅢA$期），原发性高血压2级，2型糖尿病病史。诊查：形体瘦，舌体瘦小，舌质淡，苔黄、有裂纹，脉细。辨证：肺癌（肺胃气阴两虚）。治则：肺胃同治。方剂：麦门冬汤合橘皮竹茹汤。拟方：太子参20g，麦门冬15g，半夏10g，竹茹12g，陈皮9g，玉竹20g，石斛20g，地骨皮15g，黄连6g，乌梅9g，甘草6g。共5剂，水煎内服，每次300mL，每日3次。

复诊时，上述就诊症状明显改善，情绪好转，继续守方 5 剂治疗。

按：麦门冬汤源自张仲景《金匮要略》，由麦门冬、半夏、人参、甘草、粳米、大枣 6 味药物组成，具有益胃生津，降逆下气的功能。传统用于胃有虚热，津液不足，火气上逆所致的肺痿症。近年来，人们对其药效学及临床运用进行了探讨和研究，研究证明麦门冬汤能明显改善慢性萎缩性胃炎病理状态，可用于慢性萎缩性胃炎的治疗；有明显加速胃排空、改善胃肠功能紊乱的作用，能治疗胃排空延迟性疾病；有抗炎、改善呼吸道过敏、气道清除和抑制其分泌作用，能用于多种因素促发的咳嗽、阻塞性肺疾病及肺间质纤维化等的治疗。另外，麦门冬汤对肿瘤化疗药物有明显的增效作用，提示在应用抗癌药物的同时，加用本方能强化抑瘤和降低副作用。目前，麦门冬汤所治病证主要在消化、呼吸和肿瘤系统，对中医学辨证津亏燥热所致的某些杂症亦有良好的治疗效果；橘皮竹茹汤出自《金匮要略·呕吐哕下利病脉证治》"哕逆者，橘皮竹茹汤主之"，主治胃虚有热之呃逆、干呕之证。

该患者有肺癌、2 型糖尿病病史，久病肺胃气阴两伤，肺胃失养，经络失利，则头痛、全身酸痛。胃气不和、脾失健运则进食后腹胀、疲乏、纳差。形体瘦，舌体瘦小，舌质淡，苔黄、有裂纹，脉细均为一派阴虚失养之征。故吴老予橘皮竹茹汤降逆止呃，益气清热，加麦门冬汤，共奏和胃益气养阴之功。麦门冬汤合橘皮竹茹汤为吴老经方合经方，起增效作用的典范。吴老强调，由于西医的发展，现在留给中医治疗的疾病多为慢性病、疑难杂病。中医杂病辩证治疗源于《伤寒论》《金匮要略》。因此，立足于经典的学习和研究，多临床、多思考，方能掌提中医的治病思路。同时，也需及时学习对中医的一些新研究、新进展，以扩展思维，为自己的遣方用药提供依据。

（2）患者蒋某某，女，58 岁。

初诊：2013 年 3 月 16 日。饮食不调、腹胀、大便溏而不畅。无恶寒、发热、胸痛、腹痛、泛酸、呃逆等症。既往有乳腺癌术后，化疗 2 年。诊查：形体适中，舌红胖、苔黄，脉细弦。辨证：乳腺癌症（寒热夹杂）。治则：补虚和中，泄热消痞。方剂：甘草泻心汤加减。拟方：甘草10g，半夏12g，黄连 6g，干姜 9g，黄芩 9g，白芍 15g，防风 12g，薏苡仁 30g，神曲 10g，山楂 10g，山药20g。共 5 剂，水煎内服，每次 300mL，每日 3 次。

二诊：2013 年 3 月 26 日。就诊症状：大便溏而不畅改善，大便成形，仍饮食欠好，腹胀，怕冷。无发热、胸痛、腹痛、泛酸、呃逆等症。诊查：形体适中，舌红胖、苔黄少、脉细。辨证：乳腺癌症（寒热夹杂）。治则：健脾理气，消痞和中。方剂：黄连理中汤加减。拟方：黄连 6g，党参15g，炮姜 9g，白术 15g，甘草 9g，薏苡仁 30g，藿香 9g，木香 6g，枇杷叶 15g。共 5 剂，水煎内服，每次 300mL，每日 3 次。

复诊时腹胀、怕冷、饮食均有好转，继续服用上方 5 剂治疗，就诊症状缓解。

按：患者因乳腺癌术后，化疗 2 年，脾胃肠受损，肠生态失衡，而出现胃肠功能失调，故出现腹胀、纳差、便溏、倦怠等症状。因这类患者病症虚实夹杂，虚不受补、实不受攻，老师对这类疾病的调理，讲究用药精当，中正平和。故用仲景泻心汤、理中汤加减调理。甘草泻心汤主治伤寒，医反下之，并自利，心下痞硬，干呕，心烦不安。方中甘草以补中益脾胃，使脾胃之气复职，既生化气血，又主持其功能。黄连、黄芩清热燥湿，使脾胃不为湿热所肆虐。半夏、干姜以宣畅中焦气机，使湿热之邪无内居之机。大枣以补中益气，与甘草相用，以治病扶正祛邪，正气得复，不为邪虐，然则诸症罢，诸药相合，以达苦寒泻邪而不峻，辛温温通而不散正气，甘药补而有序以和中固本。后方用理中汤有补益受损之脾阳之意，但仍考虑到湿邪困阻是病因，故补中寓行气除湿之药。谨守补中、行气、除湿的病机用药，深得治疗脾胃病之要领。

（3）患者：黄某，女，86 岁。

初诊：2013 年 5 月 26 日。刻诊：疲软乏力、口渴、恶心、纳差，轮椅推往就诊，睡眠差、二便尚可。查体：慢性病容，形体消瘦，舌质淡红，苔干少，脉沉细。既往身患肺癌、食道癌、肝硬化、脑梗死等多种疾病，明确诊断已 2 年。辨证：胃阴不足。治则：益胃养阴。方剂：养胃汤加味。拟方：北沙参15g，麦冬15g，玉竹15g，橘皮10g，竹茹12g，石斛15g，太子参15g，法半夏10g，生姜 4 片，大枣10g，甘草6g。共 5 剂，水煎内服，每日 1 剂，每日 3 次。

予养胃汤加味治疗 5 剂后，饮食改善，口渴、恶心、乏力等症均明显好转。复诊予橘皮竹茹汤加味治疗，患者症状基本改善，精神好转，生活质量明显提高。之后 1 年多长期于吴老处调养，与就诊时判若两人。

按：《黄帝内经》有"阴阳俱不足，补阳则阴竭，泻阴则阳脱。如是者，可将以甘药，不可以饮以至剂"。这段文字说明了虚损病，阴阳不能平衡，实不任攻，虚不受补，此时不可用性偏、味厚、峻猛之剂，只能用味甘平和的药物先调理脾胃。当然这里不限于只用甘药调理脾胃，应包括各种使脾胃健运的治法，如清热养阴、行气除湿、健脾益气等。《黄帝内经》"有胃气则生，无胃气则死"，王节斋"人之一身以脾胃为主"，李东垣"脾胃内伤，百病由生"，均说明了脾胃对人体生理活动的重要性。吴老强调："疑难病症，久病必虚，虚证多挟外邪或痰饮、湿浊、气滞、瘀血食滞等，先调脾胃，滋其化源，以生气血，即是补虚；待脾胃运转正常后，能行药力实为攻邪补虚创造条件。"且中医大多为口服，需经胃肠道消化吸收，才能发挥治疗作用。因此，先调脾胃实属必要，正如叶天士所说"上下交损，先治其中"。吴老分析：该患者年老体弱，身患多种癌症，上损及下，下损及上，阳损及阴，阴损及阳，病情虚实夹杂，不胜攻补，唯有先治其中，使患者精血得充，脾胃得运，方有生生之源。

（4）患者：王某某，男，81 岁。

初诊：2013 年 10 月 30 日。主诉"结肠癌术后肝、胰转移"，现感上腹胀，打嗝，不反酸，食欲一般，睡眠可，大便无黏液，小便调畅。查体：形体适中，舌嫩红，苔黄，脉细滑。腹平，无腹壁静脉曲张，全腹无压痛、反跳痛、肌紧张，双下肢无水肿。辨证：气阴不足挟痰湿。治则：益气养阴、化痰除湿。方剂：加参温胆汤。拟方：太子参 30g，白术 15g，枳壳 10g，竹茹 12g，茯苓

30g，陈皮 10g，法半夏 10g，甘草 6g，枇杷叶 15g，葛根 15g，藿香 9g。共 5 剂，水煎服，每日 1 剂，分 3 次温服。

二诊：2013 年 11 月 13 日。述脐周胀、痛，打嗝无改善，食欲欠好，二便调，舌嫩红，苔黄少津，脉细。辨证同上，继予加参温胆汤加减，拟方：太子参 15g，白术 15g，枳壳 10g，竹茹 12g，茯苓 20g，陈皮 9g，法半夏 10g，甘草 6g，芦根 20g。共 5 剂，水煎服，每日 1 剂，分 3 次温服。

三诊：2013 年 12 月 04 日。服药后脐周胀痛、打嗝缓解，近几日感上腹隐痛，打嗝、口咸，矢气频，大便不畅，无烧心、反酸，舌嫩红，苔黄微腻，脉细滑。辨证：湿热食滞，予三仁保和丸加减，拟方：杏仁 10g，薏苡仁 30g，白蔻仁 6g 后下，法半夏 10g，陈皮 10g，连翘 15g，茯苓 20g，滑石 30g（包煎），芦根 20g，通草 6g，炒山楂 10g，神曲 10g，甘草 6g。共 5 剂，水煎服，日 1 剂，分 3 次温服。

四诊：2013 年 12 月 18 日。打嗝未平，腹胀痛明显好转，腰痛，大便正常。舌嫩红，苔黄少津，脉细滑。辨证：肾虚湿滞。予加味四妙丸加减，拟方：杜仲 20g，怀牛膝 15g，苍术 12g，白术 12g，续断 15g，当归 20g，土鳖虫 15g，鳖甲（先煎）15g，龙骨 30g，知母 15g，枳壳 10g，薏苡仁 30g，川萆薢 12g，甘草 6g，黄柏 9g，狗脊 20g。共 5 剂，水煎服，每日 1 剂，分 3 次温服。

按：结肠癌是发生于结肠部位的常见的消化道恶性肿瘤，占胃肠道肿瘤的第三位。西医认为其发病原因与高脂低渣饮食习惯、家族性腺瘤息肉病、肠道腺瘤、肠道慢性炎症、部分化学致癌物及饮酒、肥胖、精神压抑、接受盆腔放射治疗、大便习惯不良等因素有关。但结肠癌的确切发病原因和机理，同其他肿瘤一样，仍然不完全清楚。中医对结肠癌的认识可追溯到《黄帝内经》。《素问·气厥论》说："小肠热移于大肠，为虙瘕，为沉。"该病在中医文献中属于"积聚""脏毒""肠澼""肠覃"等范畴。其病因主要有内外两方面，正气虚弱、脾肾不足是内因；饮食不节、情志失调、外邪侵袭为外因。病理属虚实夹杂，正虚在于脾胃虚弱、气血亏虚、肝肾阴亏、脾肾阳虚，其邪实可归纳为湿热内蕴、瘀毒内结。发病部位在大肠，但与脾肾密切相关。湿热、瘀毒和脾肾两虚是病机关键。吴老师认为癌症往往上损及下，下损及上，阳损及阴，阴损及阳，精亏、气少、神衰为主要表现，可归属于虚损病范畴。虚损病本身难治，如果脾胃虚极，不纳不化就更难治。经谓下损过胃，上损过脾，皆在难治之例。因此，诊治虚损病症，首先诊查胃气，顾护胃气，先从治疗脾胃入手，正如叶天士所说"上下交损，当治其中"。本例患者年老脾肾本虚，加之久病、金石所伤，致脾肾两虚更甚、气阴两伤挟湿痰，，此时应从脾论治，健脾益气以补气血、调气机、化湿痰。一诊用参温汤加减，加入葛根、藿香成七味白术散之意，健脾的同时，调节肠生态；二诊津伤较前加重，前方去枇杷叶、葛根、藿香，加芦根清热生津；三诊患者夹食滞，予三仁汤分消湿热、保和丸以健消食化滞；四诊患者腹胀已缓解，以腰痛为主要表现，结合年龄及旧病考虑肾虚湿滞，予加味四妙丸加减以化湿、加狗脊补肾强腰而不伤胃气，在对症治疗的同时，总以顾护脾胃为要。

（5）患者：周某某，女，60 岁，已退休。

初诊：2012 年 11 月 3 日。患者就诊前 5 年，因患输卵管癌，做子宫、输卵管、卵巢切除术，术后做放化疗治疗（具体方案不详）。之后患者反复出现口腔疼痛，诊断为口腔溃疡。予维生素 B2 口服治疗及服"清火"中药后，效果不理想，患者情绪不良。就诊时诉口腔再发疼痛，进食辛辣等刺激性食物后可加重，食欲正常，大小便正常，活动后有汗。无恶寒发热、鼻塞流涕、咽痛、口干、口渴等症。诊查：口腔内 3 个大小不等溃疡，溃疡面红肿不甚。舌质嫩红、苔少，脉细。中医辨证：阴阳不调，虚火上炎。治则：调和阴阳，清心泄热。方剂：当归大贝苦参汤合泻心汤加减。拟方：当归 20g，大贝母 20g，苦参 15g，甘草 9g，黄连 9g，太子参 20g，炮姜 9g，法半夏 12g，薏苡仁 30g，炒地榆 15g，大枣 15g，石斛 20g，山药 30g。共 5 剂，水煎内服，每次 250mL，每日 3 次。

二诊：2012 年 11 月 15 日。患者服用上方后，口腔疼痛已经明显改善，大便较前稀溏，小便正常，饮食正常，偶有上腹饱胀，活动后缓解，情绪大愉。诊查：舌质嫩红，苔少，脉细。中医辨证：阴阳不和。治则同上。继续以上方去山药、石斛。继服 5 剂。

3 月后患者因他症再次就诊时诉患者口腔溃疡已痊愈，已无反复发作。

按：患者女性，因大手术创伤及放化疗后，已阴阳亏虚，气血津液不足，阴虚，虚火上炎，则口舌生疮。气血不养，则口疮反复发作。患者久用清热之剂，使阴阳更虚，久而不愈。故选用泻心汤调和阴阳，方中黄连合苦参、薏苡仁、地榆以清泻虚火，太子参、甘草、大枣、炮姜补气温阳，山药、石斛养阴，大贝母化结，法夏使阴阳互根互用，得以调和。全方阴阳双补，使虚火得泻，气血调和，口疮得愈。二诊时患者症状明显改善，口腔将愈，因上方苦寒稍重，而出现大便稀溏，故二诊时黄连减量，以减轻症状，去山药、石斛以防碍脾。前方疗效显著，故继续守方治疗而愈。吴老治疗该患者时提示：临床不能因见口疮疼痛即认为为实火，大量苦寒清泻药物反而导致病情迁延不愈，要重视调整口腔菌群失衡，思路要开阔。当归大贝苦参汤来源于《金匮要略》之狐惑病，大量现代研究表明，该方治疗口腔疾病能改善口腔菌群失衡，而该例患者肿瘤化疗后菌群失衡导致口腔溃疡反复不愈，治疗选用当归大贝苦参汤恰当，疗效肯定。

# 第七节　痹证

（1）患者：周某某，女 40 岁，会计工作，未婚。

初诊：2012 年 10 月 28 日。患者就诊前 10 天因受凉后出现咽痛、乏力，自服"感冒药"后，症状稍缓，但逐渐出现四肢大小关节肿痛，关节活动逐渐出现不利，并有晨僵现象，伴口渴、口苦、多饮，恶寒无汗，饮食如常，小便热，大便可。其母有类风湿性关节炎，长期行药物治疗，病情缠绵不愈。因恐其患同病而就诊。诊查：患者四肢大小关节红肿热痛，扪之灼热，关节屈伸不利。舌质红，苔黄腻，脉滑数。查红细胞沉降率 72mm/h，抗 "0" 阳性，抗核抗体阳性。根据患者病史、症状、体征及实验室检查，西医诊断为类风湿性关节炎。取得患者同意后予中西医结合治疗。西医予强的松 10mg 每日顿服。中医辨证为湿热痹。治则：清热除湿止痛。方剂当归拈痛汤加味治疗。拟方：当归 15g，桑枝 15g，泡参 15g，羌活 12g，木防己 12g，白术 30g，葛根 15g，苍术 12g，泽泻 20g，茵陈 15g，黄芩 10g，银花 15g，制川乌 9g（先煎），甘草 10g，薏苡仁 30g，防风 12g。共 5 剂，水煎内服，每次 300mL，每日 3 次。

二诊：2013 年 12 月 5 日。患者服用上方后四肢大小关节红肿热痛明显减轻，关节屈伸较就诊前灵活，仍有晨僵情况，乏力，仍有口苦、口渴、多饮，怕冷减轻，活动后有汗。饮食可，舌质红，苔黄腻，脉滑数。中医辨证仍为湿热痹。治则：清热除湿止痛。方剂继予当归拈痛汤加味（前方加黄芪 40g，去泡参，加苦参 15g）治疗。拟方：黄芪 40g，当归 15g，苦参 15g，羌活 12g，木防己 12g，白术 30g，葛根 15g，苍术 12g，泽泻 20g，茵陈 15g，黄芩 10g，银花 15g，制川乌 9g（先煎），甘草 10g，薏苡仁 30g，桑枝 15g，防风 12g。共 5 剂，水煎内服，每次 300mL，每日 3 次。服用上方症状缓解，守方继服 5 剂后就诊。

三诊：2013 年 12 月 25 日，患者经上诉治疗后四肢大小关节红肿疼痛基本消失，关节活动恢复正常，偶有晨僵现象，口渴、口苦、多饮症状改善。已无怕冷、乏力等症状。复查红细胞沉降率为 20m/h。诊查：四肢大小关节恢复正常，扪之皮温正常，活动自如。嘱咐其强的松可遵西医隔周逐渐减量，直至病情稳定。

按：患者为感受风湿之邪所致，湿与热合，湿热交织，留滞筋脉肌肉，气血不畅，经脉不通，不通则痛。湿热为病，瘀血阻滞故关节红肿，扪之灼手，关节活动不利。瘀血留滞，入阴尤胜，故有晨僵。湿热内郁，耗伤津液，故口苦、口渴。犯病初期，风湿犯卫，卫表不和，故有恶寒无汗。当归拈痛汤由风药胜湿，淡渗利湿，苦温燥湿，甘温养正四组药物组成，充分体现了分利湿热之治疗原则。在上由羌活、防风、桑枝、制川乌、葛根、银花解表祛风除湿通络止痛，在下由木防己、泽泻、茵陈、薏苡仁淡渗利湿，在中由苍术、白术、黄芩苦温健脾燥湿。当归、甘草、泡参补气养血，使气血充盛，行气活血止痛，其中泡参还有益气解表之功。全方共奏祛风除湿化热通络止痛之功。由于中西药结合的协同作用，减少了强的松的用量，症状控制很好。二诊时，患者湿热仍甚，病久耗气，故加黄芪以补气，予苦参加强苦寒燥湿之功。同时，据黄芪的现代药理研究，大量黄芪具有调节免疫之功效，此为吴老选用该药之意。吴老强调，我们学习中医应继承不泥古，发挥不离宗。当归拈痛汤为治疗湿热痹之圣方，临床可根据患者实际情况，适当调整用药。中西医各有优劣，当权衡利弊，择优使用，避免耽误病情。

（2）患者：陈某某，女，34 岁，贵阳中医学院教师。

初诊：2013 年 12 月 4 日。述四肢多关节肿痛 3+年，此起彼伏，痛处固定，曾为对称性，伴晨僵大于 1 小时、活动受限，夜间疼痛较明显，天气变化时加重，口干，情绪可，食欲可，睡眠因疼痛受影响，经前乳房胀，月经量偏少，白带不多，二便正常。曾多次检查类风湿因子偏高，抗环瓜氨酸肽抗体正常，抗核抗体谱阴性，院外诊断"类风湿关节炎"，间断服止痛药、中药治疗，服药期间，疼痛可减轻，停药加重。诊查：精神委顿，形体适中，舌嫩红，苔黄，脉细，关节无畸形，双手第二、三指近端指间关节及腕关节肿胀，皮温不高，有压痛。诊断：痹证（风寒湿痹）。辨证：气血不足。治则：益气活血，祛风除湿。方剂：三痹汤加减。拟方：黄芪 30g，独活 15g，秦艽 15g，当归 20g，白芍 15g，党参 15g，杜仲 20g，怀牛膝 15g，川芎 12g，豨莶草 20g，防风 12g，续断 15g，薏苡仁 30g，细辛 6g，甘草 9g，桑枝 15g 姜黄 9g 共 5 剂，水煎服，每日 1 剂，分 3 次温服。

本患者服药后自觉关节疼痛明显好转，遂自续服上方 10 剂，关节疼痛缓解。

按：痹证乃由风寒湿三气杂至，痹阻经络，气血凝滞所致。本患者关节疼痛日久损伤正气致气血不足，为虚实夹杂之证，故治疗应扶正祛邪，选用三痹汤。明代喻嘉言曰："此方用参芪四物，一派补药内，加防风、秦艽以胜风湿，桂心以胜寒，细辛、独活以通肾气。凡三气袭虚而成痹症者，宜准诸此。"三痹汤主治肝肾气血不足，风寒湿痹之虚实夹杂者。吴老师说三痹汤与《医学心悟》蠲痹汤相比，蠲痹汤主治上半身痹证，无补虚作用；与独活寄生汤相比，二者皆治虚实夹杂痹证，独活寄生汤主治肝肾不足风寒湿邪痹阻于下半身的痹证，三痹汤在独活寄生汤基础上去补肾的桑寄生，易熟地为生地，故补肾作用减弱，加入黄芪、大枣、生姜等从而增强了补气作用。辨证选方重要，而减药物也非常重要，本患者寒象不明显，故去桂枝同时，加薏苡仁、姜黄以化湿，豨莶草、桑枝以通络止痛。

（3）患者：吴某，女，57 岁。

初诊：2012 年 11 月 7 日。述腰痛、下肢疼痛不适，身转侧痛甚，眼干涩、胀，易外感，有汗，怕冷，大便欠调。有"强直性脊柱炎、葡萄膜炎、糖尿病"病史。舌淡红苔黄，脉滑。红细胞沉降率 75mm/h。诊断：风湿热痹。方剂：当归拈痛汤合防己黄芪汤。拟方：当归 15g，黄芪 30g，木防己 12g，苦参 15g，防风 15g，独活 12g，苍术 12g，薏苡仁 30g，泡参 30g，猪苓 20g，泽泻 15g，川草 12g，白术 15g，甘草 6g，生姜 4 片。5 剂，水煎服，每日 1 剂，分 3 次温服。

二诊：2012 年 11 月 20 日。上症明显好转，身转侧也无腰部及下肢痛，下肢有酸胀感，舌淡红，苔黄，脉滑。红细胞沉降率 23mm/h。诊断：湿热痹。方剂：继用当归拈痛汤合防己黄芪汤。拟方：当归 15g，黄芪 30g，党参 15g，苦参 15g，薏苡仁 30g，木防己 12g，玄参 20g，防风 15g，葛根 15g，白术 12g，猪苓 20g，泽泻 15g，川草 12g，甘草 6g，茵陈 15g，大枣 10。共 5 剂，水煎服，每日 1 剂，分 3 次温服。

三诊：2012 年 12 月 5 日。腰髋部时痛，余关节已无疼痛，视野内有光圈、亮点，汗不多，大便可，舌淡红，苔黄少，脉滑。红细胞沉降率 19mm/h。诊断：湿痹。方剂：防己黄芪汤合四妙丸。拟方：木防己 12g，黄芪 30g，泽泻 20g，白术 15g，茯苓 20g，怀牛膝 15g，薏苡仁 30g，黄柏

10g，甘草 9g，当归 15g，威灵仙 15g，鸡血藤 20g。共 5 剂，水煎服，每日 1 剂，分 3 次温服。

按：防己黄芪汤是出自《金匮要略》"痉湿暍病脉证治"篇第 22 条："风湿，脉浮身重、汗出恶风者，防己黄芪汤主之。"该方由防己、黄芪、生姜、大枣、甘草、白术构成。黄芪益气固表；白术、防己益气、除风湿；甘草、生姜、大枣调和营卫。组方配伍具有三大特点：攻补兼施、标本兼顾和培土金，本方配伍严谨、精当，疗效确切。在临床运用时，应抓住脾肺气虚，卫表不固，外受风邪，水湿泛溢肌肤之病机。本患者以关节疼痛、转侧不利为主要表现，属中医"痹证"范畴，《素问·痹论》曰"风寒湿三邪杂至，合而为痹"，指出风寒湿邪乃痹证的主要病因，其中以湿为主。但"正气存内，邪不可干"，本病多在本虚基础上感受外邪而致。本患者平素易感冒，提元肺脾两虚，卫表不固。根据"标本兼治"原则，予防己黄芪汤益气固表、祛风除湿止痛。患者初诊时有湿热内盛表现，考虑湿郁久化热，致湿热内盛，故合用当归拈痛汤以清热利湿、祛风通络、活血祛瘀、通经止痛。待湿热之邪退后，单予防己黄芪汤巩固疗效。吴老师将二方合用，直切病机，患者关节疼痛逐渐缓解，且代表关节炎症的指标红细胞沉降率也逐渐降至正常。

# 第八节　胃食管反流病

## 一、反流性食管炎

（1）患者：张某某，女，52 岁。

初诊：2012 年 12 月 14 日。因"烧心、口苦、胸闷半月"就诊，就诊前做胃镜提示：反流性食道炎。伴食欲差，大便偏干，偶有打嗝、泛酸、睡眠欠佳。诊查：全腹无压痛，舌质红、苔黄，脉细。中医辨证：胆胃不和。治则：清胆益胃。方剂：竹茹温胆汤加减。拟方：竹茹 10g，当归 15g，石斛 20g，麦门冬 15g，枳壳 10g，法半夏 12g，茯苓 20g，陈皮 12g，酸枣仁 20g，苏梗 10g，炒苏子 10g，甘草 6g，生姜 4 片（自加）。共 5 剂，水煎内服，每次 200mL，每日 3 次。

二诊：2012 年 12 月 24 日。患者服用上方后胸闷、烧心、泛酸、打嗝症状明显缓解，饮食较前改善，仍有口苦，目前因受凉后出现咽痛、怕冷、少汗。无发热、腹痛等症。诊查：舌质红、苔薄黄，脉浮。中医辨证：胆胃不和。方剂：柴胡陷胸汤。拟方：竹柴胡 9g，黄芩 9g，法半夏 12g，陈皮 9g，瓜蒌皮 15g，大贝母 15g，苏梗 10g，甘草 6g，桔梗 10g，枳壳 10g，白术 15g，泡参 30g，石斛 20g，神曲 10g，生姜 4 片。共 5 剂，水煎内服，每次 200mL，每日 3 次。服完上方患者就诊症状完全消失。

按：患者因饮食不节，致脾胃虚弱，痰热内生，脾失健运，胆失疏泄，胆热郁积，气机失调，而致胃气上逆。故出现胸闷、烧心、口苦、不欲饮食等症。方予竹茹温胆汤治之。理气化痰，清胆和胃。方中以竹茹清热化痰，法半夏降逆和胃，燥湿化痰，枳壳苏梗、炒苏子行气消痰，使痰随气下。佐以陈皮理气燥湿；茯苓健脾渗湿，俾湿去痰消；生姜益脾和胃；当归、石斛、麦门冬养阴清热和胃，甘草调和诸药。综合全方，共奏理气化痰，清胆和胃之效。患者二诊时因感受外邪出现卫表失和、胆胃不和。故予小柴胡汤调和表里，泡参柴胡解表使邪从外解，温胆汤、小陷胸汤共奏健脾消食理气降浊之功。吴老治疗功能性食管病，强调气机阻滞是该类疾病的主要病机，善用升清降法使气机通畅。该例患者用竹茹温胆汤，是吴老强调竹茹清热化痰之功之意。

（2）患者：杨某某，女，50岁。

初诊：2013年12月4日。述胸骨后灼热1年$^+$，体重下降10kg$^+$，外院胃镜曾提示反流性食管炎，现胸骨后灼热，口腔溃疡，口甜，胸闷，背部、双耳阵热，饥饿感明显，情绪一般，睡眠一般，大便欠调，小便调畅，停经8月$^+$。诊查：形体消瘦，舌黯红，苔黄，脉细。血糖：正常；甲状腺功能：正常。诊断：反流性食道炎。辨证：气阴两伤，胃气上逆。治则：益气养阴、和胃降逆。方剂：枳术陷胸汤加味。拟方：枳壳10g，白术15g，瓜蒌皮15g，黄连9g，法半夏10g，蒲公英20g，丹参15g，砂仁6g（后下），檀香9g，石斛20g，合欢皮15g，百合20g。共5剂，水煎服，每日1剂，分3次温服。

二诊：2013年12月10日。服2剂药后胸骨后灼热、口腔溃疡、潮热明显好转，但近2日病情反复，伴时打嗝，大便溏，舌暗红胖，苔黄，脉细。辨证肝胃不和，予柴胡陷胸汤加减，拟方：柴胡6g，陈皮10g，桔梗10g，黄芩9g，黄连6g，法半夏10g，瓜蒌皮15g，白术15g，枳壳9g，苏梗10g，合欢皮15g，首乌藤30g，竹茹12g，甘草6g，生姜4片。共5剂，水煎服，每日1剂，分3次温服。

按：反流性食管炎是由胃、十二指肠内容物反流入食管引起的食管炎症性病变，以胸骨后烧灼感（烧心）、反流和胸痛为主要表现，内镜下表现为食管黏膜的破损，即食管糜烂和（或）食管溃疡。反流性食管炎可发生于任何年龄的人群，成人发病率随年龄增长而升高。中老年人、肥胖者、吸烟者、饮酒者及精神压力大的人是反流性食管炎的高发人群。导师通过辨证采用枳术陷胸汤加味治疗，该方由枳术丸合小陷胸汤合方；枳术丸源于《金匮要略》枳术汤，原治"心下坚，大如盘，边如旋盘"，因"水饮所作"的证候，枳实、白术用量比为2:1，行气健脾，消痰逐水，用作汤剂，以取其见效迅速。张元素将此方枳实、白术用量比例变为1:2，并改汤剂为丸剂，用于饮食所伤而致之痞证，称为枳术丸。李东垣将此方收于《脾胃论》，注明该方可"治痞，消食，强胃"。小陷胸汤出自《伤寒论》，以黄连、半夏、栝楼入药，主治小结胸病。《医宗金鉴》载："黄连涤热，半夏导饮，栝楼润燥下行，合之以涤胸膈痰热，开胸膈气结；攻虽不峻，亦能突围而入，故名小陷胸汤。"方中黄连清热泻火，半夏化痰开结，二药合用，辛开苦降，善治痰热内阻，更以栝楼实荡热涤痰，宽胸散结，药共奏清热化痰，宽胸散结之功。合方具有清热化痰、和胃降逆之功。吴老师用枳术丸常易枳实为枳壳，常说枳实、枳壳均有行气消积，化痰消痞作用，枳实行气力量比较大，为破气药，善行胸下气，且有安神作用；而枳壳行气作用较缓，善于行气开胸。考虑患者久病，且反流性食管炎常与冠心病心绞痛相混淆，故加丹参饮以活血祛瘀，行气止痛，对症治疗的同时，避免失治误治造成不良后果。结合患者处于更年期，情绪多不稳定，临证注意稳定情绪以防治心因性反流，常加入疏肝行气解郁之品。

## 二、胃食管反流所致咳嗽

李某，男，3岁1个月，2016年4月8日初诊，因"反复咳嗽2月余"就诊，咳嗽夜间多见，白天少发，餐后加重，少痰，无发热、鼻塞、流涕、打喷嚏等症，汗少，食欲可，偶有反酸、呃逆，时有上腹疼痛，有睡前进食习惯，平素嗜食碳酸饮料，二便正常，舌红润，苔薄白。查体：扁桃体（-），听诊双肺呼吸音稍粗，未闻及干、湿性啰音及哮鸣音，舌红润，苔薄白；辅助检查：胸部X线：未见明显异常；1个月前做胃镜提示：食管增生，胆汁返流；支气管激发试验（-）；24小时食管下端pH监测提示：pH<4.0。西医诊断：胃食管反流性咳嗽；中医诊断：咳嗽（肺胃不和证）。治则：和胃降逆，化痰止咳。处方：橘皮竹茹汤加味。拟方：陈皮3g、竹茹9g、泡参15g、苍术9g、甘草6g、桔梗5g、前胡5g、枇杷叶6g、黄芩4g、大枣5g，共3剂，水煎服，日1剂，分三次服，40～50mL/次。嘱睡前2小时内不要进食，包括碳酸饮料；并将床头稍抬高。二诊：诉夜间咳嗽次数较前明显减少，反酸、呃逆明显缓解。但仍有微咳，少痰，前方去黄芩，改陈皮为4g，去泡参改为党参20g；5剂，水煎服，日1剂，分三次服。后因他病就诊时随访，诉服药后咳嗽已基本消失，嘱患儿多食易消化食物，睡前2小时内不要进食。由于患儿家长拒绝治疗后行胃镜及24小时食管下端pH监测，故治疗后相关辅助检查资料缺失。

按：吴老认为该患儿本为肺与脾胃不足，加之多有睡前进食习惯，平素嗜食碳酸饮料，加重脾胃负担，导致脾失健运，易生痰湿，阻碍气机，久则肺失宣肃，发为咳嗽。治疗应和胃降逆，化痰止咳，标本兼治，在基础方上加桔梗、前胡、枇杷叶以加强止咳之功。同时也强调饮食调护，嘱睡前2小时内不要进食等。

## 三、贲门口炎

患者：吴某某，男，57岁。

初诊：2013年11月5日。述反酸、打嗝，早醒，食欲可，汗不多，胸不闷，情绪一般，大便时溏，小便调畅。有"贲门口炎、幽门螺杆菌阳性"病史。诊查：形体适中，面色潮红，舌黯红，苔黄，脉滑。辨证：肝胃不和。方剂：左金温胆汤。拟方：黄连9g，吴茱萸4g，竹茹12g，法半夏12g，枳壳10g，陈皮10g，茯苓30g，甘草6g，蒲公英15g，生姜6片。共5剂，水煎服，每日1剂。

二诊：2013年11月12日。服中药后患者睡眠明显改善，反酸、打嗝有不同程度好转，现烧心，口苦，大便稀溏，舌黯红，苔黄，脉滑。辨证：胃热上逆。方剂：左金陷胸汤合枳术丸。拟方：黄连9g，吴茱萸4g，法半夏12g，瓜蒌皮15g，枳壳12g，白术15g，蒲公英20g，甘草6g，枇杷叶15g，生姜4片。服5剂后上症缓解。

按：贲门口炎一般按反流性食管炎治疗。左金温胆汤为左金丸与温胆汤合方。左金丸出自《丹溪心法》，由黄连、吴茱萸组成，原方黄连与吴茱萸用量之比为 6:1，吴老师一般为 9:4，如大便稀，调整比例为 9:6，功能清肝泻火、降逆止呕，主要用于肝火犯胃之证。肝火清则胆热自除，故也用于胆热犯胃证。温胆汤由法半夏、竹茹、陈皮、枳实、茯苓、甘草、生姜组成，具有清胆和胃、除痰止呕作用。两方合用，相得益彰，使胆热清、胃气和而病自愈。现代药理研究表明，左金温胆汤中的部分药物具有增强胃肠运动节律、减少胆汁反流、减轻炎症反应，保护胃黏膜等作用。二诊时考虑胃气上逆时肺气也上逆，故予枇杷叶降肺气的同时降胃气。予小陷胸汤保护食管。在调护上，对于这类患者常嘱其忌甜食，禁烟酒，清淡饮食多喝水，避免暴饮暴食和食辛辣刺激性的食物，多活动，避免熬夜，注意有个好心情。

### 四、胃食管反流致咽部异物感

患者周某，女，50 岁，2 周前受凉后咽喉部有异物感、间歇性咳嗽、咯少许黏痰，偶有胸闷、烧心，饮食、二便正常。自服感冒药后症状不缓解，又于社区医院输抗生素治疗仍无效。因熟人介绍而求诊于吴老处。询问病史得知：1 月前因体重下降，做胃镜检查提示慢性非萎缩性胃炎，食管增生，胆汁反流。查：体瘦，舌质红，苔薄黄少，脉细数，双肺未闻及干湿啰音。吴老中医辨证：咳嗽（痰热阻胃）。治则：清热化痰和胃。方剂：小陷胸汤合桔梗、甘草。拟方如下：黄连 6g，法半夏 12g，瓜蒌皮 15g，大贝母 15g，桔梗 10g，甘草 10g，薏苡仁 30g，土茯苓 30g，生姜 4 片。共 5 剂，水煎内服，每次 300mL，每日 3 次。调理：嘱患者进食宜"暖、软、缓"。二诊时胸闷明显改善，咽部异物感、咳嗽、咳痰均有减轻。饮食、二便无异常。在上方基础上加上枳术丸，服用 5 剂后，胸闷、咽部异物感、咳嗽、咳痰症状完全消失。嘱禁止消夜习惯，定期复查。

按：该病例充分体现了吴老重视因脾胃所致肺病的学术思想，吴老通过细致的询问得知患者原有胆汁反流。故用小陷胸汤加味从脾胃论治，加枳术丸，以改善胃肠动力，使肺脾之气得升，胃气得降，咳嗽自止。

# 第九节　贲门失迟缓症

李某，男，25 岁，出差去北京的第五天，突发吞咽困难，强行吞咽则反出。在北京某医院急诊用"胃复安"后不效。提前回贵阳来中医学院第一附属医院门诊就诊，吴老师诊为食管失弛缓症，认为与紧张、焦虑有关，辨证属肝气挟胃气上逆，用旋覆代赭石汤加苏梗、枇杷叶治疗，服 3 剂而愈。复诊时以橘皮竹茹汤合小陷胸汤调理。

按：吴老师诊治疾病，特别注重心理因素在疾病中的作用。他在 20 世纪 80 年代就开展心理咨询，讲授医学心理学选修课，对功能性胃肠病更是突出心理干预。结构性疾病能被病理学家诊断，有时可通过医疗技术治愈，而非结构性即所谓"功能性"症状始终令人费解，无法得到合理解释或有效治疗，这些症状常被视为"生活中的难题"。本案例患者突然出现吞咽困难，服用促动力药物未见明显疗效，吴老师应用经方加减，获得很好疗效。吴老师在治疗功能性胃肠病时，除用药物积极治疗外，更注重心理的辅导。吴老师常提及《妇人大全良方》作者陈自明治疗情志病所说的"改易心志，用药扶持"，并以此作为治疗功能性胃肠病的重要指导思想，深追病人的起病之因，运用专业知识，深入浅出的讲解，让病人认识疾病，了解疾病，充分使用心理治疗手段，往往让反复求治的病人不药而愈。本例患者推测可能是一过性的食管痉挛等导致，如果是贲门失迟缓症是难以治疗的。吴老师此案具有很好的借鉴价值，就是在本病起始阶段，如果获得正确救治，则不至于必须行 POME 术等治疗。当然，POME 术后的康复，也是目前研究的重要命题，吴老师这一案例可能给我们未来研究提供很好的思路。

# 第十节　胆汁反流性胃炎

（1）患者：黄某某，男，42 岁。

初诊：2015 年 3 月 20 日。述反酸，打嗝，烧心，胸骨后梗阻感，胸闷，口苦，大便溏，腹胀，多矢气，近日外感后伴腹泻，口中发酸，食欲差，无饥饿感。胃镜：胆汁反流性胃炎，十二指肠炎。诊查：神情焦虑，舌淡红胖，苔黄，脉弦滑。辨证：肝脾不和。治则：疏肝理脾，和胃降逆。方剂：柴胡温胆汤。拟方：柴胡 9g，枳壳 10g，白芍 15g，甘草 9g，法半夏 10g，陈皮 10g，郁金 15g，黄连 6g，木香 6g，茯苓 20g，苏叶 12g，葛根 15g，泡参 30g，大贝母 15g，生姜 4 片。共 6 剂，水煎服，每日 1 剂，分 3 次温服。

二诊：2015 年 4 月 1 日。已无腹泻，反酸、打嗝、胸骨后梗阻感等症缓解，时烧心，腹胀，多矢气，大便溏，夹黏液、血丝，口有酸咸感，睡眠差。肠镜：所见结肠、直肠未见器质性病变。舌淡红胖，苔黄，脉弦滑。辨证同前，继予柴胡温胆汤加减，拟方：柴胡 9g，枳壳 10g，白芍 15g，甘草 9g，法半夏 12g，陈皮 10g，太子参 15g 黄连 6g，吴茱萸 4g，竹茹 12g，茯苓 20g，酸枣仁 30g，夜交藤 30g，知母 15g，川芎 10g，苏叶 12g，甘草 6g，生姜 4 片。共 7 剂，水煎服，每日 1 剂，分 3 次温服。继予柴胡温胆汤加减调治约 1 个月，诸症缓解。

按：肝主谋虑、胆主决断相当于神经系统中大脑和植物神经的功能，对胃肠系统影响较大。肝失疏泄，气机逆乱，或乘脾或犯胃，就会出现腹胀、腹泻、腹痛、嗳气、反胃、吐酸、烧心等胃肠动力失调症状；胆病时对胃的运动也产生影响。如《灵枢·四时气》说："善呕，呕有苦，长太息，心中憺憺，恐人将捕之。邪在胆，逆在胃，胆液泄则口苦，胃气逆则呕苦，故曰呕胆。"本患者长期处于焦虑状态，肝气不舒，故于四逆散以疏肝，温胆汤以健脾和胃降逆，二方合用命名为柴胡温胆汤。首诊加香连丸以和肝脾、调大便，郁金以疏肝，苏叶、泡参等有参苏饮形式以益气解表和胃。二诊患者外感已缓解，伴睡眠差，合用酸枣仁汤、夜交藤以养肝安神，烧心仍重，合用左金丸以疏肝和胃降火。整个治疗过程抓住肝脾不和这个关键，疏肝理气和中贯穿于始终，足见吴老在胃肠动力病辨治中重肝胆对胃肠动力的影响。

（2）患者：孙某某，男，58岁。

初诊：2013年10月11日。述烧心、打嗝、上腹胀，凌晨3～4点时感上腹痛，睡眠差，梦多，耳鸣，心悸，大便欠调，情绪欠好（因为胃病）。有几十年的"慢性胃炎"病史。诊查：面容焦虑，舌黯红胖，苔黄。脉弦滑。胃镜：胆汁反流性胃炎。辨证：胆胃气逆（胆汁反流性胃炎）。方剂：陷胸代赭旋覆汤。拟方：黄连9g，瓜蒌皮15g，法半夏10g，太子参20g，代赭石20g（包煎），旋覆花12g（包煎），甘草9g，生姜6片，蒲公英20g，大贝15g，苏梗12g，大枣10g。共5剂，水煎内服，每日1剂，分3次温服。

二诊：2013年10月16日。服药后烧心、打嗝、上腹不适明显改善，耳鸣、心悸稍有好转，睡眠仍差，多梦，大便一般，舌红胖，苔黄，脉弦滑。辨证：胆胃不和。方剂：陷胸代赭旋覆汤。拟方：黄连9g，瓜蒌皮15g，法半夏10g，党参15g，代赭石20g（包煎），旋覆花12g（包煎），蒲公英15g，苏梗10g，酸枣仁15g，夜交藤30g，合欢皮15g，甘草6g。共4剂，水煎内服，每日1剂，分3次温服。

按：胆汁反流性胃炎也称碱性反流性胃炎，是指由幽门括约肌功能失调或行降低幽门功能的手术等原因造成含有胆汁、胰液等十二指肠内容物反流入胃，破坏胃黏膜屏障，引起氢离子弥散增加而导致的胃黏膜慢性炎症。主要表现为腹胀、烧心、打嗝、恶心、呕吐等。吴老师从中西医会通的角度，对反流性疾病治疗多以和降为主，常单用或合用小陷胸汤、旋覆代赭汤、黄连温胆汤等方治疗。就本患者主要表现为胆胃气逆，但结合患胃病多年，久病损伤正气，需考虑本虚的一面，故采用陷胸代赭旋覆汤（即小陷胸汤合旋覆代赭汤）以降逆化痰、益气和胃。旋覆代赭汤出自张仲景《伤寒论》166条"伤寒发汗，若吐若下，解后，心下痞硬，噫气不除者，旋覆代赭汤主之"。主治胃虚痰阻气逆证。症见胃脘痞闷或胀满，按之不痛，频频嗳气，或见纳差、呃逆、恶心，甚或呕吐，舌苔白腻，脉缓或滑。方中旋覆花下气消痰，降逆止嗳，是为君药。代赭石质重而沉降，善镇冲逆，为臣药。生姜一为和胃降逆以增止呕之效，二为宣散水气以助祛痰之功，三可制约代赭石的寒凉之性，使其镇降气逆而不伐胃；法半夏祛痰散结，降逆和胃，并为臣药。人参、炙甘草、大枣益脾胃，补气虚，扶助已伤之中气，为佐使之用。诸药配合，共成降逆化痰，益气和胃之剂。现代药理研究该方具有松弛胃肠道平滑肌，减少胃酸分泌，镇咳、祛痰、止呕、抗炎等作用。另外，旋覆花、代赭石、法半夏对心脏有抑制作用，使心跳减慢。本患者痰热内盛，故加用小陷胸汤以清热化痰、降气。二诊时患者胆胃气逆的症状已明显好转，但睡眠仍差，续用陷胸代赭旋覆汤，并加酸枣仁、夜交藤、合欢皮等安神定志。

（3）患者：张某某，男，54岁。

初诊：2014年9月12日。述上胸部闷胀、时痛，时伴烧心，大便溏而不爽，饮食可，睡眠一般，情绪尚可。患者近2月曾因胸部闷痛到我院急诊科急诊治疗，自诉心电图有ST轻度下移，诊治不详。无烟酒史。诊查：形体矮胖，体重68kg，舌红，苔黄腻，脉弦滑。辨证：胆胃不和，痰热内盛。方剂：小陷胸汤合温胆汤加减。拟方：黄连9g，法半夏12g，瓜蒌皮15g，枳壳10g，陈皮10g，竹茹12g，茯苓30g，木香6g，白术15g，浙贝母15g，薤白9g，甘草9g，生姜3片。共5剂，水煎服，每日1剂。

二诊：2014年9月24日。上症明显改善，仍便溏，舌红，苔黄腻，脉弦滑。诊断同前，继用小陷胸汤合温胆汤加减。拟方：黄连6g，法半夏12g，瓜蒌皮15g，枳壳10g，陈皮10g，蒲公英20g，竹茹12g，芦根20g，冬瓜仁30g，薏苡仁30g，桔梗10g，茯苓20g，木香6g，甘草9g，生姜3片。共5剂，水煎服，每日1剂。

三诊：2014年10月08日。胸部已无明显闷胀，偶有胸骨后隐痛、烧灼感，舌红，苔黄，脉弦滑。辨证胆胃郁热，继用小陷胸汤合温胆汤加减。拟方：黄连6g，法半夏10g，瓜蒌皮15g，陈皮10g，竹茹12g，茯苓20g，木香6g，白术15g，浙贝母15g，薤白9g，蒲公英20g，芦根20g，枇杷叶15g，甘草6g，生姜3片。共5剂，水煎服，每日1剂。

按：本患者形体矮胖，以反复上胸部闷胀痛为主症，中医辨证为胆胃不和、痰热内盛，西医除了考虑胆汁反流性疾病外，还需警惕心血管疾病可能。胆汁反流的形成是上胃肠动力功能紊乱，抗胆汁反流的生理屏障减弱或丧失的结果。故治疗上，予小陷胸汤以降气、清化痰热；加薤白组成瓜蒌薤白半夏汤以行气化痰、通阳散结宽胸、防治心血管疾病；加木香成香连丸以清热化湿改善大便情况；加白术以健脾益气化痰湿，且与枳壳组成枳术丸以促进胃肠蠕动；生姜合半夏即小半夏汤以和胃降逆，消痰蠲饮。综观全方组方和合、轻清灵动，以和降为主，降气降痰以减少反流，促进胃肠蠕动以改善胃肠动力，同时，加入了抑酸、保护食管、改善循环的中药，如大贝、瓜蒌皮、蒲公英等以防治反流物导致的黏膜损害。正如吴老师常说的，现代中医人一定要学西医知识，在中医中药理论基础上，结合中药药理药性、西医病理生理，可大大提高中医中药的治疗效果。

（4）陈某，女，44岁，某单位会计。

2005年6月10日初诊。自觉胃脘胀痛不适，胃中嘈杂，恶心呕吐，嗳气，纳差乏力，大便可，舌质淡、苔薄黄，脉弦细。胃镜检示：胆汁反流性胃炎。曾在外院多次用西药治疗，效果不明显。根据症状，辨证为肝胃郁热兼脾胃气滞。治以清胆和胃，疏肝理气。药用：半夏10g，茯苓20g，陈皮10g，蒲公英15g，黄连6g，黄芩10g，柴胡10g，白芍12g，枳壳10g，竹茹10g，佛手10g，甘草6g，大枣6枚。以上方加减治疗1月余，诸症消失，胃镜复查胃黏膜炎症消失，随访半年，未见复发。

按：胆汁反流性胃炎在祖国医学中无此病名，依其临床表现多属"胃脘痛""胃胀""嗳气""呕吐""嘈杂""吞酸"等范畴。《灵枢·四时邪气篇》云："善呕，呕有苦……邪在胆，逆在胃。胆液泄则口苦，胃气逆则呕苦，故曰呕胆"。所以，大多数病人除慢性胃炎的共同症状胃脘隐痛外，还表现为痞满、嘈杂、口苦，或呕苦、嗳气、吞酸等脾胃升降失调，胆热扰胃之证。然而，胆附于肝，内藏肝之余气，故在治疗上，疏肝清胆、和胃降逆、理气健脾是基本法则。方中柴胡、白芍、黄芩、疏肝解郁清热；陈皮、半夏、竹茹降逆和胃，促进胆胃通降，加强胃及十二指肠液的排空作用，有利于胆汁下降；甘草、大枣、茯苓、陈皮补气健脾，燥湿化痰，促进脾胃的运化功能；枳壳、陈皮行气消胀，通调气机，调节幽门括约肌的功能，使之开合有序，防止胆汁反流。全方标本兼顾，通调气机，以恢复脾胃与肝胆的升降功能，达到防止胆汁反流的目的。

# 第十一节　慢性萎缩性胃炎

霍某某，女，55岁，2019年05月06日初诊，因"上腹部隐痛2余年，加重10天"就诊，症见：上腹部隐痛，呈间歇性发作，时感胸次不舒，咽部有痰，咯出不利，精神一般，情绪不良，睡眠不调，饮食欠佳，二便可，舌质红，苔黄，脉细滑。1月前行无痛电子胃镜示：慢性萎缩性胃炎伴重度肠上皮化生。辨证：胆胃不降、痰郁，治则：理气和胃、化痰降逆，拟方：黄连温胆汤加味，处方：黄连6g，法半夏12g，陈皮10g，瓜蒌壳15g，枳壳10g，竹茹12g，太子参15g，茯苓20g，薏苡仁30g，炒扁豆15g，大贝母15g，桔梗12g，生姜4片，甘草6g，7剂，水煎内服，每日1剂，每次200mL，每日3次。

二诊：2019年05月13日，仍感上腹隐痛，咽部有痰，稍难咯，胸闷改善，精神一般，情绪欠好，睡眠可，食欲一般，二便可，舌质红，苔黄，脉细。辨证：胆胃不和，治则：健脾理气和胃，拟方：加参温胆汤加味，在上方基础上减薏苡仁、炒扁豆、大贝母，加知母10g，酸枣仁30g，白术15g，合欢皮15g，14剂，水煎内服，每日1剂，每次200mL，每日3次。

三诊：2019年05月27日，上腹部隐痛好转，咽部症状改善，精神可，情绪一般，睡眠可，食欲改善，二便可，舌质嫩红，苔黄少，脉细。辨证：瘀热伤气阴，治则：益气养阴、清热化瘀，拟方：化一煎加减，处方：太子参15g，陈皮10g，青皮10g，丹皮10g，炒栀子10g，生地20g当归20g，枸杞子15g，石斛15g，川楝子10g，大贝母15g，赤芍15g，丹参15g，甘草6g，14剂，水煎内服，每日1剂，每次200mL，每日3次。

四诊：2019年06月03日，上腹痛消失，咽部症状消失，精神睡眠可，情绪可，食欲明显改善，二便可，舌质嫩红，苔黄少，脉细。辨证：瘀热伤气阴，治则：益气养阴、清热化瘀，拟方：

化一煎加减，在上方基础上去大贝母、赤芍，30 剂，水煎内服，每日 1 剂，每次 200mL，每日 3 次。4 月后患者因外感前来就诊时诉症状消失后未再复发，复查电子胃镜、胃黏膜病理活检提示慢性萎缩性胃炎伴轻度肠上皮化生。

按：该患者病程较长，初诊时辨证为胆胃不和并痰郁，选用黄连温胆汤加减理气和胃、化痰降逆。考虑患者久病脾胃气虚，予加参温胆汤加味健脾理气和胃，易人参为太子参，补而不滞。患者就诊时除胃肠道表现外，合并胸部不舒、咳痰不利、情绪不良、睡眠不调等症，故方中加用桔梗、甘草寓桔梗甘草汤之意以清热利咽、调畅气机，加用酸枣仁、知母等镇静安神助眠，达到卧安而胃和的治疗效果。患者三诊时症状虽好转，结合舌脉，考虑患者病久脾胃气阴亏损，合并瘀热，故后期予化一煎加减益气养阴、清热化瘀。基于本病"虚、滞、湿、热、瘀"的病机特点及演变规律，吴老师常选用四君子汤、温胆汤、一贯煎、化肝煎、丹参饮及丹皮、赤芍等药物加减治疗，值得我们进一步传承。慢性萎缩性胃炎病程较长，反复发作，缠绵难愈，往往表现为虚实夹杂、本虚标实之证。本虚重在脾胃气虚、胃阴亏虚实主要为气滞、湿阻、热毒、血瘀。吴老师顺应脾胃生理特点，谨守病机，推崇病证结合，重视心理干预，擅用古方，方证相应，并结合现代药理研究，可有效改善临床症状，逆转胃黏膜病理改变，既扎根于传统医学，又与现代医学理论相印证，真正传递了"发扬古义、融会新知"的思想。我辈在侍诊学习过程中，应本赤子之心，探索总结吴老师的学术思想及临床经验，继承、发扬和创新，更好地服务于患者。

# 第十二节　慢性浅表性胃炎

刘某，男，47 岁，干部。因胃脘疼痛，伴呃逆，胸骨后隐痛，头昏，服中西药无效。于 1980 年冬求治于笔者，详阅所带病历，分别有"慢性浅表性胃炎、隐性冠心病、颈椎骨质增生、湿疹"等诊断，所服中西药物每日达五、六种之多，但脘痛不减，呃逆频作，胸骨后偏左隐痛，舌质红，苔白腻，脉沉弦。感者体质壮盛，颜面红斑成片，嗜烟酒，每口必饮酒半斤以上，且常醉酒，显系胃中积热，他医曾投以黄连解毒汤加枳壳、竹茹，方药已对证，但患者谓药太苦，服药后恶心呕吐，一剂未尽而停。笔者遂拟大黄黄连泻心汤加蒲公英、连翘，嘱共用开水泡服，服药后即嚼大枣两三枚，每日 1 剂，停掉其他中西药，不饮酒 5 天后复诊，谓能接受此方，无恶心吐呕，胃脘疼痛明显减轻，服药后放屁多，泻出大便极腥臭，仍按原方加佩兰叶、白芷，开水泡服，服药后仍嚼大枣以分散注意力。17 天后复诊：胃脘及胸骨后疼痛均消失，随访 3 年。患者已戒酒，未再发病。

按：凡体壮嗜酒而胃痛者，笔者均用黄连解毒汤或泻心汤泡服而收良效，取其味淡涤荡肠胃而不伤肠胃，本例患者胸骨后偏左疼痛。可能系呃道呕吐，饮食物反流所致，恐非隐性冠心病。

# 第十三节　残胃综合征

容某，女，48岁，于2013年2月10日初诊。患者因胃癌行胃大部切除术后8＋月，已作化疗。患者时有腹部胀痛、泛酸、食欲欠佳，大便稀溏，3～5次/日。患者情绪欠良、月事已停、小便正常。舌质淡嫩、苔白微腻、脉滑，诊断为脾虚挟湿证，嘱患者"保持良好情绪、少吃多餐、细嚼慢咽"，予七味白术散加味治疗。拟方如下：藿香9g，薏仁30g，太子参20g，白术15g，山药20g，葛根15g，竹茹9g，茯苓20g，木香6g，黄连6g，甘草9g，5付，加水适量煎至400mL，日1剂，分三次口服。2月17日复诊：腹胀痛、大便稀溏明显缓解，大便软，1～2次/日，食欲改善，偶有泛酸，舌质暗淡、苔薄少、脉细。辨证为脾虚湿阻、气滞血瘀。继续予七味白术散加丹参饮治疗。上方去木香加丹参20g、檀香9g、砂仁6g（后下）。5付，用法同上。患者一周后就诊时诉已无腹胀、腹痛、大便稀溏、泛酸、食欲差等症状。

按：患者胃癌行胃大部切除术，为残胃综合征。因手术、化疗、情绪等因素使胃肠生理功能失常，导致微生态或菌群失调。中医证为脾虚泄泻，方中加黄连，与木香组成香连丸，共凑止泻之功，加薏仁、山药加强健脾除湿之功，葛根与黄连相配，有取葛根芩连汤治疗上实下虚之意，全方配伍巧妙，取得良效。初诊有效，故二诊时守方治疗，考虑患者久病必瘀故加入丹参饮以行气活血化瘀。10剂中药使患者胃肠功能恢复正常，重拾生活的信心。

# 第十四节　功能性消化不良

（1）韦某某，女，54岁。2019年3月18日初诊，因"上腹部胀痛1年多"就诊，症见上腹胀痛，呈间歇性，伴打嗝、反酸、肛门坠胀感，无发热、恶心、呕吐、黄疸、腹泻、黑便等症，食欲欠好，情绪不调，精神睡眠一般，二便可，舌质红，苔黄，脉弦细。3个月前于外院行电子胃镜检查提示：慢性非萎缩性胃炎。西医诊断：功能性消化不良。中医诊断：胃脘痛，辨证：肝胃不和，治宜疏肝和胃，方选柴胡温胆汤加减。药物组成：柴胡9g，枳壳10g，白芍15g，竹茹12g，陈皮10g，茯苓20g，法半夏10g，紫苏叶10g，桔梗12g，黄连6g，木香6g，檀香9g，神曲10g，甘草6g。水煎内服，每日1剂，每次200mL，每日3次，共6剂。2019年3月25日复诊，上腹胀痛缓解，时有打嗝、反酸，肛门坠胀改善，食欲一般，精神睡眠一般，二便可，舌质红，苔黄，脉弦细。辨证：胆胃不和，治宜理气和胃，方选黄连温胆汤加减，药物组成：黄连6g，瓜蒌皮15g，枳壳12g，白术15g，竹茹12g，陈皮10g，茯苓20g，法半夏12g，蒲公英15g，薏苡仁30g，大贝母

20g，大枣 10g，甘草 6g，生姜 4 片。煎服法同上，共 6 剂。2019 年 4 月 1 日三诊，上腹胀痛明显减轻，打嗝、反酸消失偶有进食后上腹饱胀，肛门坠胀感改善，食欲可，精神、睡眠改善，二便可，舌质淡红，苔黄少，脉细。辨证：脾胃不和，治宜健脾和胃，方选加参温胆汤加减，药物组成：太子参 15g，法半夏 12g，竹茹 12g，枳壳 12g，陈皮 10g，茯苓 20g，白术 15g，黄连 6g，大贝母 15g，赤小豆 30g，当归 15g，甘草 6g。煎服法同上，共 6 剂。患者半年后因慢性鼻咽炎就诊时诉症状痊愈未发作。

按：我国功能性消化不良（Functional dyspepsia，FD）患者占脾胃病门诊患者的 50% 左右。根据其临床表现特点，将其归属于中医"胃脘痛""痞满""积滞"等病证范畴。《功能性消化不良中医诊疗专家共识意见（2017）》提出，本病病位在胃，与肝脾密切相关，本病初起多因情志不畅而致肝郁，木郁在先，肝气不疏，横逆犯胃；木旺则克土，脾失健运，故脾胃功能失常引发诸症，此乃实证。但久病必虚，后期则以脾虚为本，土虚而为木所乘，耗气伤阴则成为虚实并见、寒热错杂之证。目前，西医尚未建立规范的 FD 治疗方法，主要采取对症药物治疗为主，但长期服用不良反应明显，且易反复发作等。近年来，中医药在治疗 FD 方面取得了满意疗效，吴教授推崇方证辨证，临床常常应用温胆汤系列方加减治疗 FD，疗效较好。患者初诊时主要表现为上腹胀痛、打嗝、肛门坠胀等症，考虑患者因肝失疏泄、胃失和降所致，辨证为肝胃不和，予柴胡温胆汤加减疏肝和胃，方中加用紫苏叶、桔梗和降胃气，紫苏叶不仅能散寒解表，还具有理气和胃之功效；方中含香连丸，能清热燥湿、行气止痛。早在《临证指南医案》中已明确提出"治肝可以安胃"，故吴教授临床上常常予四逆散合温胆汤加减治疗此类病症疗效显著。方中柴胡、白芍主要表现在疏肝理气方面，而枳壳则主要在于下气消积行滞。二诊时患者症状有所改善，故在前方基础上去柴胡，加薏苡仁、大贝母、蒲公英等加强清热利湿、理气和胃之力；三诊时患者症状基本改善，通过健脾、改善胃肠动力方面进一步达到调和肝胃的目的，故选用加参温胆汤加减益气健脾和胃，巩固治疗。吴教授治疗 FD 时十分重视心与胃的相关性，同时结合疏肝、调畅气机等共同调整患者植物神经功能失调，往往能取得事半功倍的效果。

（2）患者王某，女，50 岁，个体户，2009 年 5 月 18 日初诊。胃脘胀痛 1 年，5 天前在贵阳医学院附属医院行胃镜检查，示仅轻度胆汁反流性，胃黏膜未见明显充血，诊断为功能性消化不良。就诊时见胃脘胀痛，伴胃中嘈杂，恶心欲吐，嗳气，口干、口苦，纳差乏力，大便可，舌质淡、苔薄黄，脉弦细。曾在外院多次用西药治疗，效果不明显。根据症状，辨证为肝胃郁热兼脾胃气滞。治以清胆和胃，疏肝理气。药用：陈皮 10g，半夏 10g，甘草 6g，茯苓 20g，竹茹 18g，蒲公英 15g，黄连 6g，黄芩 10g，柴胡 10g，白芍 12g，枳壳 10g，佛手 10g，大枣 6 枚。以上方加减治疗 1 月余，诸症消失，随访半年，未见复发。

按：吴老师治疗胃痛使用黄连温胆汤、柴胡温胆汤、蒿芩清胆汤较多，说明吴老师重视胆胃的相关性。临床上对于胃痛合并有口干、口苦等胆胃郁热的表现时，吴老师常常从清胆和胃而收功。

《灵枢·四时气篇》所描述的"善呕，呕有苦，长太息，心中惔惔，恐人将捕之，邪在胆，逆在胃，胆液泄则口苦胃气逆则呕苦，故曰呕胆"，正是胆干犯脾胃的表现。湿热郁遏为患，治疗常用温胆汤清化痰热，并用茵陈、黄芩、山栀清热利胆；蒿芩清胆治疗湿热阻滞气机胸痞闷、泛吐、不知饥，等等，都是"邪在胆，逆在胃"的治法。

# 第十五节　功能性腹泻

患者孙某，女，63岁，2008年11月3日诉大便稀溏10月，腹痛即泻，每日4～5次，2月前于贵阳中医学院第一附属医院行肠镜、腹部CT等检查，排除溃疡性结肠炎、直肠肿瘤等器质性疾病。就诊时见腹痛腹泻，腹泻每日4～6次，无肠鸣，伴乏力，气短，舌嫩红，苔少，脉细弦。西医诊断为功能性腹泻，中医辨证属脾虚挟湿热，予七味白术散合葛根芩连汤。药用：藿香9g，木香9g，葛根15g，太子参30g，山药20g，白术15g，甘草9g，黄连6g，黄芩9g，茯苓20g，薏苡仁30g，炮姜10g。二诊，述上方服1剂后大便即成形，大便每日1次。继予前方化裁，出入旬日，竟得全效。

按：和合组方，灵活运用方证　从数据统计可看，所选用的七味白术散、葛根芩连汤、甘草泻心汤、黄连温胆汤、当归芍药散、抑木和中汤、香连丸、痛泻要方、加减正气散是吴老师临床治疗泄泻的常用方，吴老师在运用这些方时，从方证入手，运用灵活。葛根芩连汤方证见于《伤寒论》30条："太阳病桂枝证，医反下之，利遂不止。脉促者，表未解也；喘而汗出者，葛根黄芩黄连汤主之。"方中葛根外解肌表之邪以散热，内清阳明之热，升发脾胃清阳之气止泻生津，黄芩清热燥湿，黄连苦燥止利。

# 第十六节　溃疡性结肠炎

（1）柴某，女，50岁，贵阳市人。

患炎症性肠炎（克罗恩病）10余年，经中西药治疗，病情不稳定，时轻时重。近半年来因情绪不良，口苦口干，心烦失眠，肠炎又加重，腹胀痛，泻脓血便，肛门灼热坠胀。于2009年11月3日来我院专家门诊求治。吴老师详阅所带病历资料后，结合病与证及舌脉分析，认为克罗恩病多因多果，缠绵难愈，病程既久，每虚实兼见，寒热交错，拟甘草泻心汤合当归贝母苦参汤加白芍进治。患者服5剂后，腹痛时作，腹泻次数减少，但仍是脓血便，口苦口干，心烦失眠无改善，又诉及小便灼热，夜间频少。遂于前方去法半夏，改干姜为炮姜，加百合、知母、酸枣仁。11 月 30 日来诊，上方已服 10 剂，上述症状无明显改善。吴老师分析病情后，认为长期严重的失眠可影响病人的情绪，情绪不良又加重肠道症状；心烦口苦、小便灼热，乃心遗热于小肠。于是改拟黄连阿胶汤加蒲公英、百合、酸枣仁。患者服药后，口苦心烦失眠改善，大便已无脓血，情绪也明显改善。要求再服原方，还要求留处方底（处方第二联）并请抄正。半年后患者因外感咳嗽来诊，述及服黄连阿胶汤加味方 30 余剂后，睡眠明显改善，每夜能维持 6 小时左右，但仍多梦；大便时干时稀，但已不排脓血便。其间因方便在北京某医院经肠镜和相关检查，原克罗恩病已不明显，还怀疑原先误诊。

按：本方治疗失眠的同时脓血便也止住了。我们感到很惊奇。后来吴老师告诉我们，陆渊雷《伤寒论今释》和黄竹斋《伤寒论集注》都提到李中梓《医宗必读》说"黄连阿胶汤一名黄连鸡子黄汤，治湿毒下脓血，少阴烦躁不得卧"；张璐玉《张氏医通》也说"黄连阿胶治热伤阴血便红"；《类聚方广义》说"黄连阿胶汤治下痢，腹中热痛，心中烦而不得眠，或便脓血者"。本验案中，吴老师用黄连阿胶汤取得一举两得之效果，原未并非偶然。可见名中医的经验包含了直接经验和间接经验。

（2）患者：杜某某，男，75 岁。

初诊：2013 年 10 月 30 日。述脓血便，大便次数频，6～7 次/日，质稀，里急后重，下腹不适，小便黄，口干，时感关节疼痛，无腹鸣，情绪一般，食欲可，睡眠可。有 10 多年"溃疡性结肠炎"病史，长期服"美沙拉嗪、苦参碱"及中药治疗，病情时好时坏。诊查：形体偏瘦，舌红，苔黄，脉细弦。大便常规：果酱色，黏液血便，潜血（＋＋）、红细胞（＋＋）、白细胞（＋＋＋）。西医诊断：溃疡性结肠炎。中医诊断：痢疾。辨证：心脾不和。方剂：黄连阿胶汤。拟方：黄连 9g，黄芩 9g，白芍 15g，酸枣仁 30g，阿胶 15g（烊化），甘草 6g，乌贼骨 30g，炒扁豆 12g，炮姜 9g，炒地榆 15g，当归 12g。共 5 剂，水煎服，每日 1 剂。

二诊：2013 年 11 月 06 日。服中药后患者脓血便减少，大便次数减至 2～3 次日，关节痛改善，舌红，苔黄少津，脉细。辨证同前，继予黄连阿胶汤，上方去黄芩、当归，加石斛、木香。拟方：黄连 9g，白芍 15g，酸枣仁 30g，阿胶 15g（烊化），石斛 20g，炒地榆 15g，木香 6g，炮姜 9g，甘草 6g，乌贼骨 30g，炒扁豆 12g。共 5 剂，水煎服，每日 1 剂。

三诊：2013 年 11 月 13 日。已无脓血便，大便次数 2 次/日，质软，偶带少量黏液，舌红，苔黄少津，脉细。辨证同前，继予黄连阿胶汤加减。拟方：黄连 9g，白芍 15g，阿胶 15g（烊化），酸枣仁 30g，石斛 20g，炮姜 9g，甘草 6g，乌贼骨 30g，炒扁豆 15g，山药 30g，吴茱萸 4g。共 5 剂，水煎服，每日 1 剂。

按：溃疡性结肠炎是一种病因尚不十分清楚的结肠和直肠慢性非特异性炎症性疾病，病变多位于乙状结肠和直肠，也可延伸至降结肠，甚至整个结肠，病变局限于肠黏膜及黏膜下层。目前认为炎性肠病的发病是外源物质引起宿主反应、基因和免疫影响三者相互作用的结果。本病病程长，常反复发作。临床主要以腹泻为主，排出含有血、脓和黏液的粪便，常伴有阵发性结肠痉挛性疼痛，并里急后重，可有体重减轻、呕吐、关节炎、巩膜睫状体炎、肝功能障碍和皮肤病变等。吴老师临床观察到黄连阿胶汤用于治疗多种辨证为心肾阴虚火旺的出血性疾病有效，溃疡性结肠炎以血便为主要表现，可考虑采用黄阿胶汤治疗，结合现代药理研究提示黄芩、黄连具有较好调整肠道菌群作用，采用阿胶汤治疗溃疡性结肠炎之脓血便有"一箭双雕"作用；加入乌贼骨、炒地榆收敛止血，炮姜温经止血而不留瘀，且防药物过于寒凉伤胃气、留瘀。二诊时患者热仍盛且伤阴，故去当归，以防引热入血分，另加石斛养阴，加木香与黄连组成香连丸以调大便。三诊已无脓血便，炒地榆加吴茱萸黄连组成左金丸形式以巩固疗效，现代药理研究提示左金丸具有抗溃疡、抑菌作用。吴老师认为，虽然左金丸原书只有"治肝火"之用，但现代应用非常广泛，通过辨证，常用于治疗多种脾胃功能失调有关的疾病，如胃脘痛、腹痛、呕吐、呃逆、泄泻、便秘、痢疾、反酸嗳气、痞满等。

（3）患者：任某某，男，75 岁。

初诊：2014 年 12 月 19 日。述大便溏 3 年多，夹不消化物、黏液，3 次/日，每进食欲大便，矢气频，腹中鸣，食欲可，情绪可，睡眠可，无烟酒史。诊查：舌红胖，苔黄，脉细。肠镜提示直肠炎症、溃疡。辨证：心脾两虚。治法：调和心脾。方剂：甘草泻心汤加味。拟方：甘草 9g，党参 15g，法半夏 12g，黄连 9g，白芍 15g，阿胶珠 15g，炮姜 10g，乌贼骨 30g，酸枣仁 30g，防风 12g，大枣 10g，陈皮 9g。共 4 剂，水煎服，每日 1 剂，分 3 次温服。

二诊：2014 年 12 月 24 日。上述症状明显改善，大便已无明显黏液，质地较前变干，约 2 次/日，矢气明显减少，偶有进食欲大便、腹中鸣。舌脉同前。辨证为脾胃寒热不和，继予甘草泻心汤加减，上方去乌贼骨、酸枣仁、防风、大枣、陈皮，加黄芩、大贝母、薏苡仁、葛根。拟方：甘草 9g，党参 15g，法半夏 10g，黄连 9g，白芍 15g，阿胶珠 15g，黄芩 9g，炮姜 9g，大贝母 15g，薏苡仁 30g，葛根 15g。共 3 剂，水煎服，每日 1 剂，分 3 次温服。

按：甘草泻心汤在《伤寒论》中主要用于寒热错杂的痞证，以腹中雷鸣，下利，水谷不化，心下痞硬而满，干呕心烦不得安为主症，具有益气和胃，消痞止呕的功效。原方由甘草、黄芩、干姜、半夏、大枣、黄连等组成，《古方选注》曰："甘草泻心，非泻结热，因胃虚不能调剂上下，致水寒上逆，火热不得下降，结为痞。故君以甘草、大枣和胃之阴，干姜、半夏启胃之阳，坐镇下焦客气，使不上逆；仍用芩、连，将已逆为痞之气轻轻泻却，而痞乃成泰矣。"《医宗金鉴》道："方以甘草命名者，取和缓之意。用甘草、大枣之甘温，补中缓急，治痞之益甚；半夏之辛，破客逆之上从；芩、连泻阳陷之痞热，干姜散阴凝之痞寒。缓急破逆，泻痞寒热，备乎其治矣。"本患者正为寒热错杂之证，选用甘草泻心汤切中病机，故 7 剂药而解。在方中加入阿胶珠，有黄连阿胶汤之义，该方可滋阴降火，治疗阴虚内热之脓血便；矢气频提示夹风，故加防风、陈皮以疏风；乌贼骨酸收，通药与涩药并用。二诊症状明显改善，去疏风及酸收之品，加大贝母散结消肿、薏苡仁健脾化湿、葛根升脾清阳之气而治下利。

# 第十七节　肠炎

　　袁某某，女，39 岁，2011 年 7 月 1 日初诊。大便长期以来时干时稀，便溏时有黏液，色黄或色黑。现大便前干后软而不成形，每天 1 次，小便色黄，白带色黄，味臭。睡眠稍差，梦多，纳可。舌淡红、苔薄黄，脉细弦。辨证为肝脾不和，湿热下注。方用当归芍药散合当归贝母苦参汤。药用：当归、白芍、泽泻各 15g，苦参、川芎各 12g，白术、茯苓、大贝母各 20g，甘草 10g，炮姜 9g，赤小豆 30g。7 剂，每日 1 剂，水煎分 3 次温服。二诊：上症明显好转，大便通畅，小便可，白带已不黄，稍臭。上方去炮姜和赤小豆，即用当归芍药散合贝母苦参汤原方，继服 5 剂巩固疗效。

　　按：当归贝母苦参汤清热利湿，能有效抗菌，对抗胃肠黏膜损伤，配合当归芍药散协同作用，临床收到较好疗效。

# 第二章　外科医案

## 第一节　银屑病

患者：先某某，男，41岁，个体。

初诊时间：2012年5月10日。全身四肢躯体泛发性银屑病，皮损颜色黯红，鳞屑厚积，瘙痒剧烈，反复迁延不愈，痛苦不堪。因西医治疗无效，病情反复而就诊。伴口渴、饮食好，小便黄，大便偏干。诊查：舌质红、苔黄腻，脉滑数。中医辨证：血热温毒内盛。治则：凉血解毒。方剂：清瘟败毒饮加减。拟方：水牛角30g（先煎），生石膏40g，生地20g，丹皮10g，黄连10g，栀子10g，知母15g，黄芩10g，桔梗10g，赤芍15g，玄参15g，连翘15g，竹叶10g，甘草9g，紫草15g，蝉蜕12g。共10剂，水煎内服，每次300mL，每日3次。服用上方加减治疗10剂后，患者皮疹、皮损明显好转，双上肢及上半身缓解较下肢吸收好转明显。

二诊：2012年5月22日。患者皮疹、皮损明显好转，双上肢及上半身缓解较下肢吸收好转明显。诊查：舌质红、苔黄腻，脉滑数。中医辨证：血热风燥。治则：凉血散血，祛风除湿。方剂：水牛角地黄汤。拟方：水牛角30g（包煎），生地20g，丹皮12g，赤芍15g，玄参15g，生石膏30g，紫草15g，黄连6，黄柏10g，苍术10g，蝉蜕15g，刺蒺藜15g，甘草9g，虎杖15g。共5剂，水煎内服，每次300mL，每日3次。

三诊：2012年7月25日。患者皮疹、皮损明显好转，双上肢及上半身明显吸收，双下肢瘙痒较重，伴口渴、尿黄，大便干。诊查：舌质红、苔黄腻，脉滑数。中医辨证：湿热下注。治则：清热除湿祛风。方剂：加味四妙丸合四妙勇安汤。拟方：怀牛膝20g，薏苡仁30g，黄柏12g，苍术15g，银花30g，玄参20g，当归25g，赤小豆30g，紫草15g，蛇床子20g，甘草12g，大枣10g，土茯苓20g。共5剂，水煎内服，每次300mL，每日3次。

四诊：2012年8月5日。全身斑疹较前明显吸收，下肢瘙痒，舌质红，苔黄腻，脉滑数，大便稀，饮食可。方剂：止敏除湿汤。拟方：紫草15g，茜草15g，蝉蜕15g，土茯苓30g，防风15g，地龙15g，苦参15g，白鲜皮15g，丹皮12g，蛇蜕12g，甘草10g，薏苡仁30g，黄芪40g，赤小豆30g。共10剂，水煎内服，每次300mL，每日3次。期间患者间断用上方30剂。

五诊：2012年12月2日。患者复诊时双上肢及上半身斑疹已经基本吸收，下肢双膝关节及双踝关节处稍重，瘙痒。舌质暗红，苔薄黄，脉眩。中医辩证：血虚风燥。治则：养血祛风。方剂：当归饮子。拟方：当归15g，赤芍30g，生地20g，川芎9g，制首乌20g，石斛20g，桑叶15g，紫草 15g，蝉蜕 15g，防风 15g，刺蒺藜 15g，茵陈 15g，大枣 10g，地龙 15g，车前草 20g。共 10 剂，水煎内服，每次 300mL，每日 3 次。

间断服用 15 剂后再次就诊：患者上半身斑疹完全吸收，下肢双踝关节处有少许皮损，瘙痒不甚，无斑痕遗留。继续予当归饮子善后。患者病情可因阳光照射、感冒原因而反复，故嘱患者避免阳光直射，减少感冒，作息规律。

按：银屑病发病机制不明，西医治疗疗效欠佳。患者贵在依从性好，使我们能得以连续观察疗效。该病反复迁延，皮损斑疹鲜红隐隐，瘙痒剧烈具有湿邪、血热、风邪之特点。老师从斑疹皮损颜色、形态及舌脉辨证，急性期主要从凉血散血、祛风除湿治疗，后期以淡渗利湿、养血润燥为治疗原则，整个病程祛风治疗贯穿始终。常辨证选用水牛角地黄汤、三仁汤、草薢胜湿汤、甘露饮、四妙丸合四妙勇安汤、止敏除湿汤、当归饮子等方剂根据患者四诊资料进行加减治疗，取得了显著的效果。吴老常常提醒我们：中医重在辨证论治，很多疑难杂症可以取得较西医更好的疗效。

# 第二节　皮肤瘙痒症

（1）患者余某某，男，70 岁。

初诊：2012 年 11 月 20 日。既往有 2 型糖尿病病史，口服拜糖平控制血糖，血糖控制可。就诊前 1 周出现全身瘙痒，挠后遗留红色皮疹。遇热及入夜加重，心烦，影响睡眠，食欲差，大小便正常。无恶寒发热、汗出等症。自服西替利嗪及外涂三九皮炎平后无效。诊查：患者消瘦，语声断续，四肢暗红皮疹隐隐可见，舌质淡红、苔薄，脉细数。辨证：虚热外越。治则：升阳散火。方剂：升阳散火汤加减。拟方：竹柴胡 9g，葛根 15g，防风 12g，白芍 20g，升麻 6g，独活 9g，羌活 12g，泡参 30g，黄柏 9g，石菖蒲 20g，甘草 6g，益母草 6g，蝉蜕 12g，丹皮 10g。共 5 剂，水煎内服，每次 300mL，每日 3 次。服药期间继续口服拜糖平控制血糖。

二诊：2013 年 11 月 28 日。患者服用上方 1 剂症状缓解不明显，服用 2 剂后渐觉有微汗，瘙痒减轻，饮食逐渐改善，心烦睡眠改善，皮疹于 5 剂后完全消失。目前因睡眠欠佳而就诊。

按：患者为老年男性，患糖尿病日久，气阴两伤，阴火内生，脾气亏虚，无力升发，阴火郁而不能升散，故全身瘙痒。患者为气阴不足，阴火内郁，故遇热及入夜加重。气阴不足，腠理闭塞，阴液不足，故无汗。中阳不振，脾气不舒，脾失运化，肌肉不养则消瘦、纳差。阴火郁于内，则心烦，睡眠不宁。方中泡参、甘草为君，起益气建中之功；升麻、柴胡、葛根升举阳气为臣；防风、独活、羌活、蝉蜕借君臣之力使阴火得以宣发，既舒解脾土之郁遏，又发越郁于肌表之燥热，使郁者伸而阴火散为佐；石菖蒲醒脾；丹皮、益母草凉血活血使皮疹消退；白芍、黄柏养阴以食火，酸甘化阴以收耗散之津液，致散中有收，寓收于散，共为使药。全方共奏益气升阳散火之功。

（2）患者祝某某，男，83岁。

初诊：2013年12月26日。因全身皮肤瘙痒，散在红色疹子2月就诊。服用"润燥止痒胶囊"、外用"三九皮炎平"后，症状无明显缓解。饮食可，大便偏干，小便可。既往有糖尿病病史。血糖控制可。诊查：患者形体适中，舌质红、苔薄黄，脉细数。辨证：皮肤瘙痒（湿热内蕴）。治则：除湿清热，凉血润燥。方剂：三仁汤合四妙勇安汤。拟方：当归20g，银花20g，玄参20g，甘草6g，杏仁10g，薏苡仁30g，蔻仁10g，半夏10g，滑石30g（包煎），通草10 厚朴12g，淡竹叶15 共5剂，水煎内服，每次300mL，每日3次。

二诊：2014年1月4日。患者全身皮肤瘙痒，散在红色疹子明显改善，大便通畅。诊查：患者舌质红、苔薄，脉细数。辨证：皮肤瘙痒（血热内蕴）。治则：凉血祛风，养阴润燥。方剂：四妙勇安汤加味。拟方：当归20g，银花20g，玄参20g，甘草6g，紫草15g，薏苡仁30g，防风10g，白术15g，鸡血藤20g，地骨皮15g，稀莶草20go 共6剂，水煎内服，每次300mL，每日3次。三诊时患者全身皮肤瘙痒消失，散在红色疹子完全消退。

按：吴老治疗皮肤瘙痒，强调"无风不痒，无湿不缠绵"。风邪及湿邪是引起皮肤瘙痒的必然因素，根据患者体质首诊予三仁汤除湿清热，四妙勇安汤清热养阴润燥。二方合用相得益彰。二诊时患者湿邪得清，考虑消渴患者疾病的本质为"阴虚为本，燥热为标"，故予四妙勇安汤加味治疗，方中当归、玄参养血滋阴以治本。加紫草、薏苡仁清热凉血，防风、豨莶草，祛风除湿，鸡血藤活血通络以治标。治疗兼顾了阴虚、血热、湿盛、风燥的多个致病因素，自然会药到病除。

# 第三节　痤疮

患者：吴某某，女，41岁。

初诊：2013年5月20日。患者因近半年颜面两颊痤疮红肿，反复发作，伴硬结就诊，苦恼不堪。饮食可、二便正常。月经可，白带黄多。诊查：舌质淡、苔薄黄，脉数。中医辨证：肝胆湿热。治则：清肝利胆、清利湿热。方剂：龙胆泻肝汤加味。拟方：柴胡9g，龙胆草10g，栀子10g，当归15g，生地20g，白芍15g，木通10g，车前草20g，泽泻15g，蒲公英20g，白芷15g，大贝母15g，薏苡仁30g，甘草10g，刺蒺藜15g。共5剂，水煎内服，每次300mL，每日3次。

二诊：2012年5月28日。服用上方后患者痤疮红肿明显消退，遗留硬结较多。白带正常，饮食二便正常，口渴。诊查：舌质淡、苔薄黄，脉数。中医辨证：热毒密血滞。治则：清热解毒，溃坚散结。方剂：复方蒲公英汤。拟方：蒲公英15g，银花15g，柴胡6g，大贝母15g，白芷15g，皂角刺15g，甲珠12g，防风12g，荆芥9；（后下）蝉蜕10g，丹皮10g，薏苡仁30g，木通10g，甘草6 共5剂，水煎内服。每次300mL，每日3次。

按：吴老前方用龙胆泻肝汤是因两颊为肝经循行部位，且患者白带黄多，结合舌脉为肝胆湿热为病，故用此方可谓一举两得；后方复方蒲公英汤实则仙方活合饮。为消除方名的神秘感，以蒲公英为主药，故命名为复方蒲公英汤。仙方活命饮为治疗外科疮疡之方，《医宗金鉴》称此方为"疮疡之圣药，外科之首方"，多由清热解毒药物组成，同时，由皂角刺、甲珠、防风、白芷组成以溃脓消肿，蝉蜕、丹皮、薏苡仁、木通、荆芥以除湿凉血祛风。吴老将该方灵活用于痤疮，是抓住了痤疮与疮疡治疗同需消毒、散结溃坚的病机。痤疮有许多证型，本例属于皮脂腺瘀结为囊性结节型，其他有寻常性痤疮，常用枇杷清肺饮、龙胆泻肝汤、五味消毒饮等。

# 参考文献

[1] 王祖雄. 张简斋先生治病经验简介. 中医杂志, 1962, 11：20-21.

[2] 王祖雄. 张简斋先生治病经验简介. 中医杂志, 1962, 11：20-21.

[3] 谭学林. 王祖雄教授治疗春夏时病经验. 四川中医, 2000, 18（12）：4-5.

[4] 谭学林. 王祖雄教授辨治秋冬时病的经验. 贵阳中医学院学报, 2000, 22（1）：15-17.

[5] 李彤. 王祖雄老师医案一则. 贵阳中医学院学报, 1984, 1：15-16.

[6] 吴光炯. 王祖雄教授止咳三步法. 贵阳中医学院学报, 1991, 16（1）：12-13.

[7] 吴泽湘. 吴光炯学术经验传承集腋 [M]. 贵州科技出版社. 2016, 6：303-358.

[8] 王祖雄教授名方两首介绍, 贵阳中医学院学报, 1991, 4,：16-17.

[9] 王祖雄. 中医药治疗慢性胃炎的体会. 贵阳中医学院学报, 1986, 3：21-22.

[10] 王祖雄. 中医药治疗慢性胃炎的体会[J]. 贵阳中医学院学报, 1986, 3：21-22.

[11] 邱德文. 名老中医学术经验集·易水学派的继承者和创新者王祖雄[M]. 贵州科技出版社, 405-445.

[12] 谭学林. 王祖雄教授治疗慢性胃炎的治疗经验. 陕西中医, 2001, 22（1）：37-38.

[13] 吴泽湘. 吴光炯学术经验传承集液·王祖雄教授内科学术经验探索 [M]. 贵州科技出版社. 2016, 6：303-359.

[14] 邱德文. 名老中医学术经验集·易水学派的继承者和创新者王祖雄[M]. 贵州科技出版社, 405-445.

[15] 谭学林. 王祖雄教授对脾胃虚实错杂病证的治疗经验. 贵阳中医学院学报, 2000, 22（3）：13-14.

[16] 谭学林. 王祖雄应用益气聪明汤验案举隅. 中医杂志, 1994, 35（2）：83-84.

[17] 王祖雄. 痹证治疗体会. 中医杂志, 1983, 3：18-19.

[18] 王祖雄. 痹证治疗体会. 中医杂志, 1983, 3：18-19.

[19] 吴泽湘. 吴光炯学术经验传承集腋[M]. 贵州科技出版社, 2016, 6：86.